四川省社科联科研课题
重庆金阳集团热情支持

巴蜀名医遗珍系列丛书

主编 马烈光

王静安
50年临证精要

王静安 著

向方远 审

中国中医药出版社
·北京·

图书在版编目（CIP）数据

王静安 50 年临证精要 / 王静安著 . —北京：中国中医药出版社，2016.10（2024.5 重印）

（巴蜀名医遗珍系列丛书）

ISBN 978 – 7 – 5132 – 3630 – 0

Ⅰ . ①王…　Ⅱ . ①王…　Ⅲ . ①中医儿科学—中医临床—经验—中国—现代　Ⅳ . ① R272

中国版本图书馆 CIP 数据核字（2016）第 222790 号

中国中医药出版社出版

北京经济技术开发区科创十三街 31 号院二区 8 号楼

邮政编码　100176

传真　010 64405721

北京盛通印刷股份有限公司印刷

各地新华书店经销

开本 880×1230　1/32　印张 6　字数 143 千字

2016 年 10 月第 1 版　2024 年 5 月第 5 次印刷

书号　ISBN 978 – 7 – 5132 – 3630 – 0

定价　39.00 元

网址　www.cptcm.com

如有印装质量问题请与本社出版部调换　（010 64405510）

版权专有　侵权必究

服务热线　010 64405510

购书热线　010 64065415　010 64065413

微信服务号　zgzyycbs

书店网址　csln.net/qksd/

官方微博　http: //e.weibo.com/cptcm

淘宝天猫网址　http: //zgzyycbs.tmall.com

出版者言

《名医遗珍系列》旨在搜集、整理我国近现代著名中医生前遗留的著述、文稿、讲义、医案、医话等等。这些文献资料，有的早年曾经出版、发表过，但如今已难觅其踪；有的仅存稿本、抄本，从未正式刊印、出版；有的则是家传私藏，未曾面世、公开过，可以说都非常稀有、珍贵。从内容看，有研习经典医籍的心悟、发微，有个人学术思想的总结、阐述，有临证经验的记录、提炼，有遣方用药的心得、体会，篇幅都不是很大，但内容丰富多彩，各具特色，有较高的学术和实用价值，足资今人借鉴与传承。

寻找、搜集这些珍贵文献资料是一个艰难、漫长而又快乐的过程。每当我们经过种种曲折得到想要的资料时，都如获至宝，兴奋不已，尤其感动于这些资料拥有者的无私帮助和大力支持。他们大都是名医之后或其门生弟子，不仅和盘托出，而且主动提供相关素材、背景资料，很多人还亲自参与整理、修订。他们的无私品质和高度责任感，也激励、鞭策我们不畏艰难，更加努力。

有道是"巴蜀自古出名医"。巴蜀大地，山川俊秀，物产丰富独特，文化灿烂悠久，不仅群贤毕集，而且名医大家辈出，代有传人，医书诊籍充栋，分量十足，不愧为"中医之乡，中药之库"。因此，我们特别推出《巴蜀名医遗珍系列丛书》，精心汇集了陈达夫、吴棹仙、李斯炽、熊寥笙等16位现代已故巴蜀名医的珍贵遗著、文稿，以展现巴蜀中医的别样风采。尤其值得一提的是，此次由巴蜀名中医马烈光教授亲任主编，年逾九旬的中医泰斗李克光教授担纲主审，确保了这套丛书的高品质和高水平。另外，还有相当部分的巴蜀名医资料正在搜集整理中，会在近期集中出版。

今后，我们还将陆续推出类似的专辑。真诚希望同道和读者朋友提出意见，提供线索，共同把这套书做成无愧于时代的精品、珍品。

中国中医药出版社

2016 年 8 月 4 日

前言

　　自古以来，以重庆为中心所辖地区称为"巴"，以成都为中心的四川地区称为"蜀"，合称"巴蜀"或"西蜀"。隋代卢思道曾云："西蜀称天府，由来擅沃饶。"巴蜀大地，不仅山川雄险幽秀，江河蜿蜒回绕，物产丰富独特，而且文化灿烂悠久，民风淳朴安适，贤才汇聚如云。现代文学家郭沫若曾谓："文宗自古出西蜀。""天府"巴蜀，不仅孕育出了大批横贯古今、闪耀历史星空的大文豪，如汉之司马相如、扬雄，宋之"三苏"等，也让"一生好入名山游"的李白、杜甫等恋栈不舍。

　　更令人惊叹者，巴山蜀水，不仅群贤毕集，复名医辈出，代有传人。早在《山海经》中已有"神医"巫彭、巫咸，其后，汉之涪翁、郭玉，唐之昝殷、杜光庭，宋之唐慎微、史崧，清之唐宗海、张骥、曾懿等，举不胜举。尤其在近现代，名噪一时的中医学家，如沈绍九、郑钦安、萧龙友、蒲辅周、冉雪峰、熊寥笙、李重人、任应秋、杜自明、李斯炽、吴棹仙等，均出自川渝巴蜀。如此众多出类拔萃的中医前辈名宿，其医德、医术、医学著述、临床经验、学术思想及治学方法，都是生长、开放在巴蜀这块大地上的瑰丽奇葩，为我国中医药事业的发展增添了光辉篇章，是一份十分值得珍惜、借鉴和弘扬的、独具特色的宝贵民族文化遗产和精神财富。

"自古巴蜀出名医"，何也？

首先，巴蜀"君王众庶"历来重视国学。巴蜀地区历史文化厚重，广汉三星堆、成都金沙遗址等，不断有考古学新发现揭示着本地文化的悠久。西汉之文翁教化为巴蜀带来了中原的儒道文化，使巴蜀文化渐渐融入了中华文化之中。而汉之司马相如、扬雄之文风，又深深体现着巴蜀文化的独特性。巴蜀人看重国学，文风颇盛，即使在清末民国之初，传统文化横遭蹂躏时，巴蜀仍能以"国学"之名将其保留。另外，蜀人喜爱易学，宋朝理学家程颐就说"易学在蜀"，体现出易学是巴蜀文化的重要特征。"医易同源"，易学在巴蜀的盛行，使巴蜀中医尤易畅晓医理并发挥之。就这样，巴蜀深厚的文化底蕴为生于斯、长于斯的巴蜀中医营造了一块沃土，提供了丰厚的精神濡养。

其次，巴蜀地区中医药资源得天独厚。四川素有"中药之库"的美称。仅药用植物就有 5000 余种，中药材蕴藏量、道地药材种类、重点药材数量等，均居全国第一位。"工欲善其事，必先利其器"，有了丰富的中药材资源，巴蜀中医就有了充足的"利器"，药物信手拈来，临床疗效卓著，医名自然远扬。

最后，巴蜀名山大川众多，风光旖旎，道学兴盛，道教流派颇多，"仙气"氤氲。鲁迅先生曾谓"中国文化的根柢全在道教"，道学、道教与中华文化的形成有着密切的关系，与中医学更具"血肉联系"。于道而言，史有"十道九医"之说；于中医而言，中医"至道"中有很大部分内容直接源于道，不少名医精通道学，或身为道教中人，典型者如晋代葛洪及唐代孙思邈。巴蜀地区，道缘尤深。且不说汉成帝时，成都严君平著《老子注》和《道德真经指归》，使道家学说系统化，对道学发展影响深远。仅就道教名山而言，"蜀国多仙山"，如四川大邑县鹤鸣山为"道教祖庭"，东汉张道陵于此倡"正一盟威之道"，标志着道教的形成；青城山为道教"第五洞天"，至今前山数十座道教宫观完好保留；

峨眉山为道教"第七洞天",今仍保留有诸多道教建筑。四川这种极为浓厚的道学氛围,洵为名医成长之深厚底蕴。

自古巴蜀出名医,后人本应承继其学,发扬光大。然而,即使距今尚近的现代巴蜀名医,其学术经验的发掘整理现状堪忧。有的名医经验濒于失传;有的以前虽然发表、出版过,但如今难觅其踪;问或有一些得以整理问世,也多由名医门人弟子完成,呈散在性,难保其全面、系统、完善。如现代已故巴蜀名医中,成都李斯炽、重庆熊寥笙、达县龚益斋、大邑叶心清、内江黄济川、三台宋鹭冰等,这些医家,虽有个人专著行世,但一直缺乏一套丛书将其学验进行系统汇总与整理。

此外,现有的名医经验整理专著,多将其学术思想和临床经验分册出版,较少赅于一书,全面反映名医的学术特点。而有些名医在生前喜手录医悟、医论与医方、医案,因未得出版,遂留赠门人弟子,几经辗转,终濒临失传。如20多年前去世的名医彭宪彰,虽有《叶氏医案存真疏注》一书于1984年出版,但此书仅为几万字的注解性专著,只反映了彭老在温病学方面的学术成就。而他利用业余时间,手录的大量临床验案，至今未得到全面发掘整理，近于湮没无闻，遑论出版面世。痛夫！这些乃巴蜀杏林的巨大损失！

吾从小跟名师学中医，于20世纪60年代末参加医疗卫生工作，70年代在成都中医学院毕业留校从事医、教、研工作至今。在此期间，与许多现代巴蜀名医熟识，常受其耳提面命和谆谆教诲。几十年来，深感老前辈们理用俱佳，心法独到，临床卓有良效，遗留资料内容丰富多彩，具有颇高的学术和应用价值，若不善加搜集整理，汇总出版，则有绝薪之危。有鉴于此，我们早冀系统搜集整理出版一套现代已故巴蜀名医丛书，这也是巴蜀乃至全国中医界盼望已久的大事。适逢中国中医药出版社亦有此意愿，不谋而合，颇为相惜。此套丛书的出版幸蒙年逾九旬的巴蜀中医泰斗李克光教授垂青、担纲主审，并得到了国家中医药管理局、四川省中医药管理局、重庆市中医药管理局、四川省中医药科学院、成都中医药大学等的政策支撑，以及重庆金阳等企业的资金支持。尚得到不少名医之后或其门生弟子主动提供文献资料和相关素材之鼎力相助，更因成功申报为四川省社科课题而顺利完成了已故巴蜀现代名医存世资料的搜集、整理研究工作。对此，实感幸甚，诚拜致谢！

恰逢由科技部、国家中医药管理局等 15 个部委主办的"第五届中医药现代化国际科技大会"在成都隆重召开及成都中医药大学 60 年华诞之际，双喜临门，盛事"重庆"，愿以是书为贺，昭显巴蜀中医名家近年来的成果，尤可贻飨同道，不亦快哉！

丛书付梓之际，抚稿窃思，前辈心法得传，于弘扬国医，不无小益，理当欣喜；然仍多名医无继，徒呼奈何！若是丛书克竟告慰先贤，启示后学之功，则多年伏案之苦，亦何如也！

纸牍有尽，余绪不绝，胪陈管见，谨作是叙！并拟小诗以纪之：

巴蜀医名千载扬，济羸获安久擅长；

川渝杏林高翥日，岐黄仁术更辉煌。

丛书主编　马烈光

2016 年 8 月于成都中医药大学

自序

　　余自幼受岐黄之术熏陶，立志习医，启蒙于蜀中名医"济安堂"廖有庚老师门下；旋师从于儿科专家谢铨镕老师，潜心研习儿科。为深究中医学之堂奥，系统学习中医学之经典，复受业于曾彦适、蒲湘澄诸名师，遍研疑难重症、针灸推拿乃至膏丹丸散炮制之术，历六七十年之研习与实践，尤擅儿科及时病并疑难重症，时有所得。

　　余曾合著有《静安慈幼心书》，然常自感于是书专论儿科，不免挂一漏万之憾。今在有关部门的鼓励与关怀之下，于百忙之中，集余数十载临证之经验，并将本人已在全国及省、市学术交流会上发表过的一些论文，加以增删，列为本书中的某些篇目而撰成《王静安临证精要》一书。

　　余每自忖：为医之道，在于济世活人，医德为先；著书之道，在于继承发扬，予人裨益。古人孙思邈有云："人命至重，有贵千金。"有鉴于此，故本书着重于临证之辨治，理法方药之本源，复参以现代医学之观点，分清主次，力求做到案例翔实，内容简要，处方精炼，讲求实效，早起病人于沉疴，急拯患者于苦海，此即为余之心愿也。

余年逾古稀，医事冗繁，兼之俗务缠身，暇日无多，故成书仓促，失误在所难免，敬希各界同道及读者诸君不吝赐教为感。

王静安

2004 年初春于成都

内容提要

    王静安（1922—2007），四川成都人，9 岁开始学医，先后师从廖里癸、谢铨镕、李辉儒等 12 位蜀中名中医，医道精湛，医德高尚。对疑难杂症诊治颇有建树，尤擅诊治儿科疾病，疗效卓著，被誉为"王小儿"。

    本书作为《巴蜀名医遗珍系列丛书》之一，真实记录了王老半个多世纪诊治疑难杂症及小儿疾病的宝贵临证经验。全书着重临证辨治，讲求实效，内容简要，案例翔实，处方精炼，尤其是对小儿疾病，王老披露了许多稀世良方，充分展示王老在临床诊疗中的过人之处、精要所在。

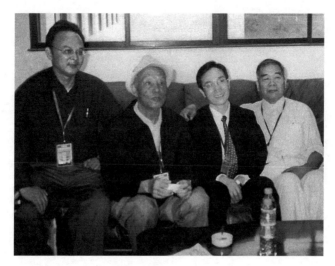

王静安（左二）与弟子合影

目录

下篇　临证备要

上篇

50年临床心悟

一、济世活人，医德为首

为医者，必须勤奋谦恭，深入实际，讲求实效，力戒空谈，如是方能取信于病家。

然虽有活人之术，而无慈人之心，亦不能得到病家尊重；即使有一点名气，万不可盛气凌人，让人敬而远之。小儿科古称"哑科"，尤需耐心，当不厌其烦，躬听病儿家属述病。对患者当不分贵贱，应一视同仁。贫者慈之，扶之助之；遇远道而来者，若经济拮据，无处吃住，应慷慨解囊，或给钱粮或请同餐，如是病家信赖之感油生。拒人于千里之外者，切忌，切忌。

敲诈病人，向病家索取钱物乃为医之大忌。大夫者，使病者愈，危者安也。治人济世此系天职，切不可以此为本，坑人吃人。10年以前一肾病综合征小儿，多方求治不效，经我手而愈。病家千恩万谢，甚下跪请收厚礼重金，我领其意而拒其钱。病者一家，因病求医，走南闯北，耗尽精力财力，况且收入菲薄，岂能良心泯灭落井下石哉！

二、辨证有法，八纲为常

辨证论治乃中医之精华所在，为其他医学不可比拟。然辨证之法有八纲、脏腑、气血津液、卫气营血诸法，吾用之临床，以八纲及其他，用阴阳、表里、寒热、虚实概括病之属性、部位和病邪之深浅。阴虚可分为阴血虚、阴津不足、阴精损耗；阳虚可分为阳气虚、脾阳不振、肾阳虚；寒者可分为表寒和里寒、风寒、寒湿、阳虚生寒等；热可分为外热如风热、热毒、湿热，内热如虚热、肺热、胃热、肝热、胆热等；虚者可分为脏腑气血不足、阴阳不足；实者可分为邪实、腑实等。因此，验之临床无论成人与小儿，我总结得到的是阳热表实居多，尤以小儿为甚；用药则祛邪多于扶正，或扶正与祛邪并用。当然成人的慢性病、疑难症则更要考虑其虚实方面。

三、临床有别，切中要点

小儿不同于成人，其发病容易，转变迅速，病理上又"易寒易热""易虚易实"，但生理上又脏气清灵，易趋康复。故而小儿用药宜准、切、精、捷。认准病机，切中要点，精选方药，快捷服药，病有变化即当随证变方，随拨随应之。成人则病情复杂，疑难重症还得对所考虑的病机作诊断性治疗；而且成人常对药物反应不太敏感，故一般三至五日不变方，虽病势进退微妙，若服药后无不适，病情逐渐向愈，就不可操之过急，忙于变换方药，而当乘胜追击，直到全胜。

四、临证诊治，主次分清

临床诊病，非如教科书所言，病症典型相见；往往寒热错杂、虚实交结，尤其是成人内科。而对复杂的病情，孰者为急，孰者为缓，孰者当先治之，定要心中有数。譬如，一个发热、咳嗽并腹泻的病人，当以宣肺解表为先，外感去后再健脾止泻；若发热恶寒与咳嗽并重，当先疏风解表与宣肺止咳并举；若阴虚夹湿热者，须养阴与除湿热同施，应选择养阴不碍湿、除湿不伤阴之药配伍；若以疼痛为主症的患者兼有中等发热，当先解除主症为急，即先活血行气止痛，再退热；再者慢性病、疑难病多从虚寒考虑；小儿慢性病或急性病后期，万不可忘记顾护脾胃……如此心中有数，临证不乱，就能很快抓住主要矛盾，找准病机，便于选择方药。

五、精选方药，切中病机

有人认为，中医在药不在医，说明方药得当，与病情之转化有直接而明显的关系，古人说"用药如用兵"即是此意。

成方古方是前人经验之积累，但今人学之，当师古而不拘于古。吾常据切身之体验，灵活使用古方，或制新方，或变化使用，取其精华而补其不足，如是方成个人之长。

如自制新方止呕和胃饮治外感呕吐，荷叶茅仙汤治小儿鼻衄，痹证外洗方温经通络、行气活血止痛，吹口丹治疗口腔糜烂，还有小儿疝气温经消液汤、退高热方、平喘方各有所司。变通使用的如加味白头翁汤，原方加泥鳅串、马蹄草、马齿苋、熟大黄疗效更佳；加味胃苓汤，原方加腹皮、白蔻、苏梗、豆卷治脾湿腹泻；还有三妙加味汤治痹证、白薇散治淋证（八正散变方）等等，都比一般用方效果优越或提前显效，使病家少受病贼戕害。

六、熟悉药性，调拨自如

中医认为，理、法、方、药乃辨证论治之精髓。药可组方，方体现法，依法据理。药之不当，方不对证，势必"有法不依"，有"理"不讲，必然用之不效。一草一药如一兵一卒，必须熟悉其性味、归经、升降浮沉、开合补泻、大毒、小毒以及炮制后的药效等。只有对药了如指掌，才能"用兵如神"，并总结出独特的用药经验。

1. 单味药的使用

常人爱用甘草之平性甘味，调和诸药，余不喜之。因甘草矫味不起其他治疗作用，反有碍湿满中之弊。小儿脾胃薄弱，脾喜燥而恶湿，湿邪中阻易影响脾胃受纳与运化。但炙甘草汤中，甘草补益心气；芍药甘草汤中，两药相配缓急止痛，甘草又不可不用。

健脾不常用泡参、黄芪、白术，因其补而偏壅，常代之以鸡内金、白蔻、炒怀山、炒麦芽、炒谷芽等醒脾益气。

小儿阴虚烦渴少用沙参、麦冬、玄参之属，而常代之以水苇根、花粉、石斛、知母之属。

小儿咳嗽不用杏仁，即使是麻杏石甘汤、杏苏散等经方中都有杏仁亦不用，因杏仁苦降易损伤小儿元气，故而不用。

2. 两味药组合

①黄连与白蔻：黄连燥脾除湿，泻心除痞；白蔻温中化湿，理气健脾。两者同用可除胃肠恶疾，防癌瘤。主防治胃肠恶疾。

②郁金与姜黄：均可破血行气，祛瘀止痛，利胆退黄，因此可治疗各种气滞血瘀之胀痛、疼痛而兼湿热者，如胁痛、痹痛、湿热阻滞中焦之脘腹胀痛，以及肾炎、肾小球肾炎、肾病综合征等。

③檀香与沉香：均属脾胃肝经用药，能行气止痛，温中散寒开胃，可用于中焦虚寒之胃痛、腹痛以及胁痛。对慢性萎缩性胃炎，与广香、白蔻、玄胡、丹参等同用效果较好。

④木通与连翘：两者可清心泻火除烦，利尿泄热，常用于小儿脾胃心经有热之睡卧不安，烦躁啼哭。若湿热重加黄连。

3. 一味配他味

桑叶解风热表邪，清泄肺热。桑叶加米汤同煎，可治自汗、盗汗，但服后可出现肛门黏涎；桑叶、米汤加百合，治疗阴虚肺燥，养阴而不伤胃；桑叶、米汤、百合再加饴糖、蜂糖和少许冰糖，长期服用可治肺痨虚损。

4. 炮制前后

荆芥性平，一般用于发汗，疏风解表。荆芥炭则可止血，常用治鼻衄、血尿。

谷芽、麦芽消食健胃，炒麦芽、炒谷芽侧重于消食导滞，麦芽单用还有舒肝、除胀之功。

大黄酒炒后可减轻泻下通腑的作用。

七、随证一得，妙手回春

1. 小儿贫血

3 年前余在灌县消夏时，一县委干部带一病员杨某，女性，12 岁，来余所求治。患者反复头昏、耳鸣、乏力、心悸半年，加重半月，经服硫酸亚铁丸等西药，又在某医院服中药归脾汤、参苓白术散、八珍汤等，症状无明显改善。近半月症状有加重，精力不集中，成绩明显下降，全家忧虑不安。吾视其身材瘦高，双目无神，面无华泽，下眼浮肿青暗。自诉经常头昏乏力、心悸耳鸣、心烦少寐、食少纳呆、大便时溏，近日食欲不振。查脉细，舌体瘦小、质淡、苔白腻。

吾思之，患儿虽有心脾不足、血不养心的临床表现，但贫血一症不可忘乎肝肾，耳鸣心烦、形瘦舌小是其见症。肾主骨生髓，化生精血，肝肾同源。前医仅从补益心脾、健脾益气、气血双补为主，且多滋腻之品，不利气血化生，并忽略了气血同源、肝肾在化生精血方面的作用，所以疗效不够满意。故从肝脾心肾论治，并佐以活血化瘀通络之品，刺激骨髓造血，常取得满意的疗效。

黄芪 30g　当归 30g　白芍 15g　枸杞 30g　苁蓉 15g　桑椹 15g　破故纸 15g　丹参 30g　川芎 9g　红花 6g　安桂 6g　大枣 15g　炙甘草 9g　炒怀山 30g　炒谷芽 30g　炒麦芽 30g　白蔻 6g

方中以黄芪、当归、白芍、川芎益气养血；枸杞、苁蓉、桑椹、破故纸补肝肾之虚，化生精血；丹参、红花、安桂活血化瘀通络；炙甘草、大枣养心安神；炒怀山、炒谷芽、炒麦芽、白蔻醒脾开胃，促进脾胃运化功能，益气血生化之源。如此上方变化，治疗月余后，服药20余剂，诸症好转。继以胃苓汤加减而治，健脾利湿醒中。7剂后，诸症消失，而告痊愈。

2. 小儿睾丸鞘膜积液

睾丸鞘膜积液属于中医"疝气"范畴。吾40余年前初遇这种病儿，认为是小儿气血未旺，气虚下陷，不能收摄所致，常采用补中益气之品，但疗效不理想。本病一般发病较急，常因啼哭、咳嗽、便秘引起或加重，而找不到任何中气不足的见症，所以疗效不佳。后经多方考虑，有的疝气肠管落入阴囊，又从肺热下移大肠论治，故用黄连解毒汤加柴胡、升麻等，但有的效果仍不理想。如此经历了20余年，后又以该病发生的部位，联系经络学说中厥阴肝经入阴毛、绕阴部，少阳胆经出少腹两侧，经外阴毛际而受到启发，结合临床积液处多发凉，且婴幼儿多穿开裆裤，或尿湿外阴，容易引起外阴受凉，因而从肝经风寒、寒气阻滞经络着手，自制疝气温经消液汤，以温经散寒，暖肝行气，佐以利尿渗湿。

吴茱萸 5g　炒小茴 10g　金铃炭 15g　天台乌 9g　广香 6g　青皮 3g
陈皮 3g　炒香附 15g　泽泻 9g　前仁 15g　木通 10g　安桂 3g

此外，用陈皮 10g，陈艾 30g，石菖蒲 30g，小茴 30g，吴茱萸 20g，水煎半小时，然后用药水浸洗患处，连续使用，即可痊愈，使无数患儿免遭手术之苦。因效果显著，求治者不绝。

3. 小儿头发不生或生长缓慢及小儿齿迟

（1）头发稀少

当归 10g　苁蓉 10g　熟地 10g　白芍 10g　川红花 10g　炒山药 20g　白蔻 6g

此外，用大枫子 30g，蛇床子 30g，石菖蒲 30g，陈艾 20g，川椒 10g，苦参 30g，煎 1 小时以上，浓汁外洗。亦可适当涂搽生发油。

（2）齿迟验方

以髓填髓，补肾养精。

怀山 30g　黄精 30g　白蔻 30g　补骨脂 30g

猪骨 30g，牛骨 30g，鸡骨 30g，炖三骨汤待用。

共研细末，以蜜为丸，每丸 6g。以三骨汤送服，每次 1 丸，日服 3 次。

4. 小儿眨眼

中医认为五脏之精气皆上注于目，同时肝开窍于目，肝主风主动。吾之所见眨眼多与肝和肺胃经脉有关，风热夹湿多见。法宜清肝明目，燥湿息风。以自制清肝汤治之。

菊花 10g　银花 15g　刺力 30g　龙胆草 15g　金钱草 30g　蝉蜕 15 ～ 30g

巴蜀名医遗珍系列丛书

荆芥花 9g　钩藤 10g　黄连 3g　陈皮 3g　竹茹 10g　石斛 10g

方中菊花、银花、刺蒺藜、龙胆草、金钱草清肝明目，为方中主药；蝉蜕、荆芥花、钩藤息风制动止痒；黄连、陈皮、竹茹清肺润燥；石斛养胃阴，以防龙胆草、黄连苦寒伤胃阴。如此数年间，治愈眨眼者数以百计。

5. 小儿夜啼

小儿夜啼亦称哭啼，指白天安静，入夜而啼，或每夜定时而哭，甚则通宵达旦，以 1 岁之内乳婴常见。本病应与生理性和护理不当引起的啼哭鉴别。如《育婴家秘》指出："小儿啼哭，非饥非渴，非痒非痛。心诚求之，渴则饮之，饥则哺之，痛则摩之，痒则抓之，其哭止者，中其意也。如哭不止，当以意度。"性情执拗，所欲不遂而哭者称之拗哭，不属病态。此外常须与其他病证引起的夜间啼哭区别之。

夜啼为儿科所常见，其病因一般归为脾寒、心热、阴血不足，如《小儿药证直诀》云："脾脏冷而痛也，当与温中药。"《丹溪心法》说："小儿夜啼，此是邪热乘心。"万全归纳为惊啼、热烦啼、腹痛啼、神不安啼。

吾认为夜啼之因有五：一因热，心热神不安，睡不静，或风热郁于肺部，鼻阻头热；二因寒，寒邪主于少腹，绕阴器疝寒而痛；三因食，食积中脘，"胃不和则卧不安"；四因虫，腹痛扰乱气血；五因肝风，心气怯弱，目见异物，耳闻异声，心神不安而哭。然而五因之中，以邪热所致为常见，其他可仿疝气、感冒、积滞、虫证、肝风分别论治。

邪气扰心者，夜间啼哭，睡喜仰卧，闻噪声及灯光益盛，烦躁不安，口中气热，手腹俱热，小便短涩，面赤唇红，脉数有力，指纹青紫。其要点是夜间啼哭，心烦仰卧，面赤唇红。治以清心导赤，以清心导赤汤为主方加减。

竹叶 9g　木通 9g　连翘心 9g　水灯芯 3g　钩藤 9g　蝉蜕 10g　白薇 15g　神曲 9g　炒谷芽 15g　炒麦芽 15g黄　连 1.5g

若见呕吐，加陈皮 3g，姜汁竹茹 6g，苏梗 3g，藿香 3g；吐甚者，加炙旋覆花 9g，代赭石 15g，吴茱萸 3g，黄芩 3g，白蔻 3g。

中篇｜33种疑难病症证治精要

一、发热

发热是指以体温异常升高为主要症状的一类病证。许多急、慢性疾病都可以出现发热，尤以儿科临证中最为常见。正如医家王肯堂所说："小儿之病，惟热居多，凡病鲜有不发热者。"金元四大家之一朱震亨也说："小儿有病皆热。"

中医学对发热的认识和治疗积累了丰富的经验。早在两千多年前，《黄帝内经》就对发热的病因、病机及治疗原则提出了精辟的论述。《素问·玉机真藏论》云："风寒客于人，使人毫毛毕直，皮肤闭而为热，当是之时，可汗而发也。"《素问·脉要精微论》云："风成为寒热。"《素问·热论》又提出："三阳经络皆受其病，而输于脏者，故可汗而已。"《素问·生气通天论》谓："体若燔炭，汗出而散。"汉代医家张仲景根据上述理论，以六经辨证为纲，创制麻黄汤、桂枝汤、白虎汤等治疗发热，至今仍有疗效。清代医家叶天士《温热论》根据温病发热的特点，提出了"温邪上受，首先犯肺，逆传心包"的温病传变规律。吴鞠通《温病条辨》也说："凡病温者始于上焦，在手太阴。"叶天士说："在卫汗之可也，到气才可清气，入营犹可透热转气，入血犹恐耗血动血，直须凉血散血。"在表初用辛凉轻剂，夹风则加入薄荷、牛蒡之属，夹湿加芦根、滑石之流，或透风于热外，或渗湿于热下，不与热相搏，势必孤矣。

我在学习前人理论的基础上，结合多年来的临床实践，认为小儿"纯阳之体……六气袭人，气血皆在为热"。小儿又为"稚阴之体，感邪最易伤阴。"同时其五脏六腑全而未充，肌肤疏松，肺脏脆弱，肺卫最易遭受邪侵。小儿发热因上述生理病理原因，故大多符合温病的病机特

巴蜀名医遗珍系列丛书

点，辨证以卫气营血辨证为纲较为切合临床实际。临床要点：

1. 小儿发热以外感最为多见

小儿肺脏娇嫩，腠理疏松，故而最易感受四时六淫邪气；又因小儿患病，有易化热、易伤阴的特点，故小儿外感邪气时大都产生发热。

2. 小儿低热

一般指体温波动于37.5℃～38.5℃之间，病程较长。多因失治、误治转为内伤所致。正如蒲辅周先生说："外感发热病治疗失当、将息失宜或体质素虚，往往导致低热。此乃小儿脏腑不充，治疗不当则损伤卫气，引邪深入，羁留于脏腑，或伤阴耗气，阴不制阳而产生低热。"

3. 外感发热治疗上以"气分"阶段最为关键

小儿"阳常有余"，受邪后化热最速，在卫分时间十分短暂，常常"卫分"症状未出则已化热入里，"气分"高热症状已见，且停留时间相对较长。气分高热阶段，邪热炽盛，最易伤阴，内传营血，故应抓紧治疗时机。此时正气未衰，若能迅速驱邪退热，则阴液得存，邪从气解，不传于内，机体可望迅速恢复正常，所以"气分"阶段的治疗最为关键。

4. 自始自终生津之品不可忘，切勿妄用苦寒泻下之品

吴鞠通说："小儿之火，惟壮火可减。若少火则所以赖生者，何以恣用苦寒以消哉？"小儿发热传变最速，往往卫、气、营、血各阶段相互穿插，故应随证应变，并须时刻记住《内经》"见肝之病，知肝传脾，

当先实脾"以及温病学家"先安未受邪之地"的明训。热为阳邪，传变迅速，易伤阴液，阴液一伤，则水不制火，往往邪火更炽，危及生命。用药方面，生津之品无论有无伤阴症状均需应用，或清热之品中加入生津之品。正如吴鞠通所谓"存阴退热为第一要法""留得一分津液便有一分生机"。

5. 外感发热以气分为中心，治以辛寒清气与少许苦寒降火并举

我根据《伤寒论》白虎汤和《温病条辨》青蒿鳖甲汤，化裁而成自拟清宣导滞汤，此为治疗外感发热的基础方。

生石膏 15～60g　白薇 30g　青蒿 15～30g　花粉 9～15g　桑叶 10g　赤芍 6～9g　柴胡 6～9g　荆芥 9g　黄连 3～6g　山楂 9～15g　神曲 9～15g　槟榔 6～9g　板蓝根 15～30g

方中石膏为清阳明胃腑实热之圣药，无论内伤、外感用之皆效，其他脏腑有实热者用之亦效，故有"温病之实热，非石膏莫解"之说。张锡纯谓："石膏原不苦凉……因石膏生用能使寒温之热有出路也。"石膏生用，性能发汗，其热可由汗而解，即使服后无汗出亦可宣通内蕴之热，由腠理毛孔息息达出。正因为石膏味辛甘，性寒，有清热与解肌两种作用，其退热之力甚佳，故本方以石膏为君药，必重用，用生品。配青蒿、白薇，使本方退热之力更强。青蒿、白薇无论外感、内伤发热均可用之。据现代药理研究表明，这两味药有抗病毒、抑制各种细菌生长的作用。桑叶质轻宣肺达卫，使邪从卫分而解。板蓝根、黄连清热解毒，赤芍凉营泻热清心，以杜绝邪犯心主之势，起到先安未受邪之地、拒邪于门外的作用。用花粉，意在"刻刻顾其津液矣"。方中妙用柴胡、荆芥发散外邪。经云："火郁发之。"所以治疗外感高热，非给邪

巴蜀名医遗珍系列丛书

以出路不可。柴胡古有"耗劫肝阴"之说，但我认为本药用在清热方之中，不仅不劫肝阴，因其能散发郁热引邪外出，反能增强其退热作用。切勿囿于柴胡劫肝阴之说，而于实热郁火之证不敢使用本药。经云："体若燔炭，汗出而散。"柴胡、荆芥助石膏散发邪热，透邪外出，前贤明训："温病最怕卫气郁闭，热不得越里，气必郁结，郁则大气不行，升降不灵，热遏胸中，必犯君主，祛邪不得出路，是谓关门杀贼，其五脏六腑无地不受蹂躏。"故本方柴胡、荆芥不是可用可不用，而是势在必用。荆芥辛凉，有发汗作用。关于发汗古有"汗多伤阴"之警训，许多医生在治疗温病时发汗的运用颇多忧虑，或受现代医学观点的影响，一遇发热即大剂清热解毒，抗菌消炎，对发汗多为忽视。我认为温病重视养阴，并非蒙汗，相反应令热达腠开，邪随汗出，为退热而存阴的一大法则。同时治疗热病也决非一味清法所能奏效，若当汗不汗是极为不妥的。本方用荆芥正是取其微辛发汗之力，使邪得以透解。山楂、神曲、槟榔消积导滞，小儿脏腑较弱，一旦感邪则脾胃枢机随即受牵，运转不利，饮食积滞，蕴而助热，使热缠绵难退，故消积导滞健脾之品不可不用。

（一）外感发热

症见发热，鼻塞流涕，或咳嗽，咽红，汗出或无汗，舌红苔薄黄，脉浮数。

选方：清宣导滞汤。

随证加减：

（1）夹湿浊者：症见苔黄厚腻。黄连加至 10g，另加木通 10g，滑石 15 ～ 30g，清热利湿。

（2）引动肝风者：症见双目凝视，四肢抽搐。加羚羊角 15g，钩藤 15～30g，蝉蜕 9～15g，以平肝息风。

（3）热入营分者：症见舌红绛，斑疹隐隐。加丹皮 10g，玄参 10～15g，生地 10～15g，麦冬 10～15g，清营凉血。

（4）鼻衄者：加荷叶 30g，白茅根 30g，焦栀 10g，清热止血。

（5）高热持续不退或苔黄厚腻久不消者，或有热甚生风趋势者，可配紫雪丹或牛黄解毒片。服药时间以晚上 19～21 时效果最佳。紫雪丹服法：2 岁以下患儿分 2 次服，即 19 时服半支，21 时服半支；2 岁以上者 20 时服 1 支，均用凉开水送服。

配用自制验方清凉丹（芦荟、连翘、栀子、寒水石、龙胆草、石膏、黄连等），清热解毒作用更强，对高烧惊厥、头痛头昏、咽喉红肿、口干、溲赤、便秘诸症，治疗效果相当显著。服法同紫雪丹。

（6）伤阴者：舌光亮或少苔。加玄参 10g，麦冬 10g，石斛 15g。

（7）外感预防：可佩戴中药防感药袋（草果、苏叶、川芎、白芷、大青叶等），芳香避秽，固卫实表。

【案例】

（1）曾某，男，4 岁。初诊：1987 年 4 月 3 日

患儿发烧 3 天，体温高时达 39.6℃，于市某医院注射、服药治疗无效。现仍发热，持续不解，纳差，腮红，唇红，喜饮，两便正常。舌质红，苔厚黄；脉浮数。

处方：

柴胡 10g　桑叶 10g　滑石 30g　连翘 10g　荆芥 9g 黄　连 9g　石膏 30g　栀子 10g　槟榔 9g　黄芩 10g　木通 10g　青蒿 30g　山楂 15g 神曲 15g　1 剂

忌油另加牛黄解毒片 1 包，按说明服用。

复诊：4 月 9 日。服上方后热退，仍纳差，再服药调理。后随访时已痊愈。

（2）陈某，男，1 岁。初诊：1988 年 10 月

患儿发烧 4 天，经用西药治疗仍有反复，现发热达 38℃，面赤，四肢冷，纳差，小便黄，未解大便。舌红苔少，指纹色紫达气关。

处方：

荆芥 9g　柴胡 9g　黄连 10g　栀子 9g　石膏 30g　黄芩 10g　槟榔 9g　连翘 10g　赤芍 9g　青蒿 30g　板蓝根 30g　苇根 30g　桑叶 9g　天花粉 15g　山楂 15g　神曲 15g　1 剂

另加紫雪丹 1 支，晚上 20、21、22 时分 3 次服。中药煎剂日服 5 ～ 6 次。一剂热退不再反复而痊愈。

（二）小儿低热

小儿低热一般是指体温波动于 37.5℃ ～ 38℃ 之间，病程较长。基础方如下：

白薇 15 ～ 30g　青蒿 9 ～ 18g　丹皮 3 ～ 9g　草果 3 ～ 9g　知母 6 ～ 12g　天花粉 10 ～ 15g　桑叶 10 ～ 15g　银柴胡 10 ～ 15g　槟榔 3 ～ 9g　苍术 3 ～ 6g

随证加减：

（1）伤阴者：苔少或无苔。去苍术，加麦冬 15g，沙参 15g。

（2）气阴两亏者：少气懒言，舌淡苔少或无苔。加太子参 30g，麦冬 15g。

（3）夹食者：纳呆，腹胀，苔白厚腻。加神曲 10g，山楂 10g，草

果 10g，黄芩 10g。

（4）夹湿者：见头身重，日晡潮热，口渴不喜饮，舌苔厚腻。去知母、天花粉，加黄连 10g，栀子 10g，车前草 30g。

（5）素体阴虚者：去苍术、柴胡，加麦冬 15～30g，沙参 15～30g，百合 15～30g。

低热基础方乃取《温病条辨》青蒿鳖甲汤之意化裁而来。方中白薇清热凉血退热，凡天行热病后，余热未清及温疟杂证，久而不解或温热病邪入血分者，历代医家均多选用。小儿低热多见于热病之后，且有数日不愈的特点，故用白薇正合病情。青蒿，《本草纲目》中说："善清骨蒸劳热，虚热之圣药。"与白薇、丹皮、草果相配可代鳖甲之功。丹皮入血分，善搜血中之伏热。草果一味，辛辣芳香，功专入脾，盖脾为湿土之脏，喜燥恶湿，最忌阴柔之品。小儿低热，每多兼有脾失健运，救脾必用甘温苦辛，故草果最合脾脏之宜，使中阳得运，由中达外，逐邪外出。知母退虚热、滋化源，得花粉之助，共奏"存阴退热"之功。银柴胡引少阳之气，一则助青蒿、白薇、草果透邪外出，二则助草果、槟榔、苍术运脾导滞。桑叶祛风，开腠理，宣达肺气，有开门逐邪之意。诸药共行透热养阴、芳香醒脾之功。

设问：低热患儿，多在温病之后或过用刚剂伤阴而致，草果、苍术辛燥之品岂不更伤其阴？

答：小儿高热后阴伤，或饮食，或湿热，或素体阴伤，都责之脾失健运，若肆用阴柔，则有呆脾之弊，故应佐运脾之味。小儿低热邪伏阴分，混杂于气血之中，不能单以滋阴而闭门揖邪，亦不能纯用苦寒辛燥，油竭添薪更伤其阴，只能一面养阴，一面醒脾升阳透热，使正气伸张，邪气自退。

病后调理，吴鞠通说："温病后，以养阴为主，饮食之坚硬浓厚者，不可骤进。兼有阳气素虚之体质，热病一退，既露旧亏，又不可因热养阴，而灭其阳火。故不管外感、内伤发热后，善后调理尤为重要。"

药物调理，注意以下几点：

（1）健脾、升阳、滋阴并进。

（2）不可骤补骤撤，需循序渐进。

（3）药物配方切记张氏"善补阴者，必于阳中求阴，阴得阳助则生化无穷；反之，阳得阴助则源泉不竭"之明训。

饮食调理，注意以下几点：

（1）不可骤然增加食量。《伤寒论》告诫："饮食自倍，热则复燃。"

（2）宜先清淡，后方厚腻。

热病之后，身体虚弱，急需营养，但脾胃尚未复元，故宜清淡调补，待脾胃恢复后再进厚味滋补之品。

【案例】

（1）余某，男，11岁。初诊：1986年4月7日

患者反复发热半月余。每天下午热甚，体温波动于37.6～38℃。服西药无效。就诊时见面色青黄，舌淡苔少，脉细数无力。

处方：

青蒿30g　白薇30g　知母15g　桑叶10g　花粉30g　槟榔10g　银柴胡15g　鳖甲30g　黄连10g　连翘10g　草果15g　炒谷芽30g　炒麦芽30g　2剂

复诊：4月10日。服上方后热退，现午后仍有烘热感，纳差，舌脉同上。

前方加香附15g，枳壳9g，青皮10g。再进2剂，体温完全正常，

饮食增加。

（2）郝某，女，8岁。初诊：1986年3月27日

反复发热7日。素有心动过速，心律不齐，现动则心悸，纳少，两便正常，舌淡苔少，脉数，时有早搏。

处方：

柴胡9g　连翘10g　黄芩10g　白薇30g　葛根30g　花粉15g　草果15g　槟榔10g　黄连10g　知母15g　青蒿30g　赤芍6g　栀子10g　神曲15g　枳壳10g　1剂

复诊：3月29日。服药后热退，仍心悸。上方去柴胡、葛根、枳壳，加沙参15g，麦冬15g，桑叶10g，白蔻9g，石斛15g。服2剂痊愈。

二、咳嗽

咳嗽是肺系疾病的主要症状之一，可见于外感和内伤所致的多种急慢性病证，如感冒、伤食、肺炎、乳蛾、麻疹、风疹、烂喉痧等疾患中皆可出现咳嗽。

（一）为什么会发生咳嗽

《素问·咳论》指出："五脏六腑皆令人咳，非独肺也。"叶天士《临证指南医案》指出："咳为气逆，嗽为有痰，内伤外感之因甚多，确不离乎肺脏为患也。"小儿时期在生理上肺常不足，肺气娇弱，卫外功能较差，加之寒温不能自调，在天气寒冷或气候突变的环境下，将息失慎，最易感邪。邪从口鼻或皮毛而入，侵犯肺经，影响肺气的肃降而引起咳嗽。另外，咳嗽与痰有密切关系，所以有"无痰不成嗽"的说法。痰的形成，或由于小儿体质因素，湿痰素盛；或系外邪侵入，肺气失宣，通调水道失职，水湿不化，聚而为痰；或因小儿脾胃薄弱，加之乳食不节，或过食辛热香燥炙煿食物，致脾失健运，水谷不能化生精微，反而酿成痰浊，上贮于肺，阻遏气道，使肺之清气不得宣畅而发为咳嗽。总之，小儿咳嗽，不论何种原因所致，皆和肺脏有密切关系，且与脾相关连。《幼幼集成》论咳嗽说："大抵咳嗽属脾肺者居多，以肺主气，脾主痰，故也。其总病机为肺失宣肃，肺气上逆而作咳。"

（二）怎样治疗咳嗽

历代医家医著对咳嗽一证分类分型较多，也较繁杂。我认为，咳嗽以外感为主，内伤者少；咳嗽以热证为主，寒证兼见，可分为风邪束肺、痰热壅肺、湿热蕴肺、肺阴不足四大类型较为切合临床实际。

1. 风邪束肺

为病之初起，多由外感风邪引起。因邪在表，多发热、恶寒等表证。症见干咳，渐见痰稀色白，喉痒声重，其偏寒者咽不红，常伴恶寒无汗，指纹青红，脉多浮紧；偏热者咽多充血，常伴有恶寒，发热，舌苔薄白，质淡红，指纹红紫，脉浮数。邪从外来，当从表散，治法以宣肺解表为主，以自拟清宣宁嗽汤为主方加减治疗。

清宣宁嗽汤：

荆芥 9g　炙麻绒 9g　炙百部 12g　炙旋覆花 15g　炙白前根 15g　苇根 15～30g　橘络 9g　黄连 6～9g　山楂 15g　神曲 15g　枳壳 9g　桔梗 9g

方以炙麻绒、荆芥解表祛邪、宣肺止咳，为方中之冠，配以炙百部、炙旋覆花、炙白前根治疗咳嗽力量更专；用山楂、神曲、枳壳以消滞通腑，以增进纳食，使腑气通畅，六腑通则肺气亦降；小儿为纯阳之体，感受外邪易从热化，方中苇根、黄连以清热；橘络、桔梗相配，调理气机。以上诸药相配，共奏宣肺解表、化痰止咳之效。若小儿咳嗽偏于风寒者，用清宣宁嗽汤去黄连，加苏叶 9～15g；偏于风热者，用清宣宁嗽汤加银花 9～15g，黄芩 9～12g。

2. 痰热壅肺

本病病程稍长，多系外感风邪未从表解，化热炼痰，或病后余热未尽，痰热蕴肺。本证因邪由表及里，所以表证并不明显。症见咳嗽频频，咳痰稠黏而黄，或伴发热、口干、口臭，舌红苔黄，指纹青紫，脉滑数。治法以清肺化痰为主，用自拟清肺化痰汤治之。

方药：

荆芥 9g　石膏 15～30g　黄芩 9g　瓜壳 9～12g　法夏 6g　炙百部 12g　炙冬花 15g　炙旋覆花 15g　山楂 15g　神曲 15g　桔梗 9g

3. 湿热蕴肺

小儿体质湿热素盛，或因外邪侵入，肺气失宣，水湿不化，蕴而化热所致。症见咳嗽痰多，痰色黄稠，口出臭气，舌苔黄腻，指纹紫滞，脉滑数。治宜清化湿热，祛痰止咳。用自拟宣肺化湿汤治疗千余例，皆愈。

方药：

苇根 15～30g　冬瓜仁 30g　荆芥 10g　黄连 10～15g　炙百部 12g　炙冬花 15g　炙旋覆花 15g　炒麦芽 15g　炒谷芽 15g　桔梗 10g　滑石 30g　木通 10g　紫苏 10g　炙麻绒 10～15g

4. 肺阴不足

多由素体阴虚，久咳伤肺，或热病后肺阴受损，或痰热蕴肺日久，或过食辛热香燥炙煿食物，久而停积成热，积热熏蒸，灼伤肺津所致。症状表现为阴虚肺燥之象，咳嗽痰少，午后夜间咳嗽加重，口干，咽喉干燥，素伴有低热，形体消瘦，颧红，舌苔薄少，质红少津，脉细数。治法以滋阴润肺为主。自拟滋阴润肺饮治疗。

方药：

沙参 15～30g　麦冬 9～15g　知母 10g　天花粉 10g　百合 15g　炙百部 12g　炙紫菀 15g　炙杷叶 15g　桔梗 9g　山楂 15g　神曲 15g

随证加减：

（1）痰多者：加蛇胆陈皮末，用温开水或蜂蜜水调服。

（2）久咳不已者：用五匹草15g，青蛙草15g，肺经草15g，六月寒15g，兔耳风15g，枇杷叶15g。诸药用清水洗净，然后去水稍晾干后，放入锅内炒，水汽干后，加入蜂蜜30g，再炒3～5分钟，待药将蜂蜜吸收后，再与上药（滋阴润肺饮）煎熬5分钟即可。亦可与肺热、肺阴不足的主方和合使用。

（3）咳甚呕吐者：加苏梗9g，竹茹12g。

（4）咽喉红肿者：加银花15g，射干9g，腊梅花9g，胖大海10g，白薇30g。

（5）鼻衄者：加白茅根30g，荷叶15g。

（6）冷汗多者：加桑叶12g。

（7）大便秘结者：加胖大海10g，或另包番泻叶3g泡水服，大便解后停服。

（8）苔白腻、腹胀者：加厚朴9g，苍术9g，白蔻6g，木通10g。

（9）口渴者：加天花粉15g。

（10）手足心潮热者：加石斛10g，知母10g，桑叶10g。

（11）鼻孔干红，肺有燥热者：加炙桑白皮15g。

（12）久咳伤肺，肺气虚弱者：加太子参30g，百合30g，知母15g，天冬15g，麦冬15g。

（13）久咳虚痨，咽干、舌红者：用尖贝粉30g，知母15g，天冬15g，麦冬15g，炙杷叶15g。熬膏频服。

（14）若症见咽喉灼热、干痒疼痛者：属于急慢性咽喉炎或刺激性咳嗽者，可加服咽炎灵含服液（银花、梅花、胖大海、射干等），以清咽利喉，泻热解毒。

（三）预防和护理咳嗽的要点

（1）小儿咳嗽，以伏热感受温邪居多，故在小儿日常护理中，需着衣适宜，慎避风邪，免致外邪内入而致咳嗽。

（2）饮食要有节制，宜少吃辛辣炙煿食物，生冷食物亦当节戒，肥甘厚味更不宜过度，免致内伤脾胃而生痰蕴热发嗽。

（3）凡外感咳嗽，在热病过程中，外邪未解之前，均须忌食油腻荤腥和鸡蛋、鱼类，以免滞肺留邪，而致咳嗽缠绵难愈。咳嗽未愈之前，宜戒酸味食物和过咸食物，免致造成痰哮之后患。

（4）患病期间应适当休息，多喝水，注意保持室内空气流通，避免煤气、尘烟、油烟等刺激。

【案例】

（1）胡某，女，4岁。初诊：1988年12月10日

患儿咳嗽阵作，已经两月，先后经某医院给予抗感冒、止咳等中西药治疗，症状未见减轻。患儿大便干燥、小便黄，午后颜面红，时流鼻血，舌质微红，苔白黄，脉数。证属痰热咳嗽，兼有鼻衄，故以清肺化痰汤加白茅根、荷叶治疗。

处方：

荆芥 9g　炙麻绒 9g　石膏 30g　黄芩 9g　瓜壳 9g　法夏 6g　炙百部 12g　炙旋覆花 15g　炙白前根 15g　焦楂 15g　神曲 15g　桔梗 9g　白茅根 30g　荷叶 15g　2剂

蛇胆陈皮末 6 支。

复诊：1988年12月13日。

咳嗽大减，夜间偶有阵咳，咯痰已爽，鼻衄已止。原方去白茅根、荷叶，续服2剂。

1988年12月16日随访，咳嗽已愈，药已停服。

（2）周某，女，3岁。初诊：1989年1月17日

咳嗽时发时愈，已三月有余，近几日尤甚。曾经某医院检查诊断为"支气管肺炎"，治疗未效，又到某中草药医院服药月余，仍未见愈。患儿咳嗽，夜间尤甚，咳痰白稠，纳差，腹胀，口出秽气，大便正常，小便黄，苔黄白腻，脉数。证属湿热咳嗽无疑，用宣肺化湿汤治疗。

处方：

苇根30g　冬瓜仁30g　紫苏9g　黄连9g　炙百部12g　炙紫菀15g　炙旋覆花15g　炒麦芽30g　炒谷芽30g　桔梗9g　滑石30g　木通9g　炙麻绒12g　橘络15g（2剂）

复诊：1989年1月20日

咳嗽明显减轻，痰量亦少，纳食渐增，舌苔见退，原方续服两剂。

三诊：1989年1月24日

咳嗽消失，纳食尚未完全恢复，遂以健脾开胃以善后。

（3）张某，男，1岁余。初诊：1988年11月6日

咳嗽一月多，多方医治，已服各种止咳药水十余瓶，未见减轻。患儿咳嗽痰少，午后夜间咳嗽加重，形体消瘦，咽红赤，纳食尚可。舌苔花剥，苔少；指纹红紫。诊为肺阴不足咳嗽。予以滋阴润肺饮加草药5种。

处方：

沙参15g　麦冬9g　知母9g　花粉15g　百合15g　炙百部12g　炙紫菀15g　炙杷叶15g　桔梗9g　山楂15g　神曲15g　五匹草15g　青蛙草15g　肺经草15g　六月寒15g　兔耳风15g（2剂）

巴蜀名医遗珍系列丛书

11月15日随访：咳嗽已止，停药多日。

【临证注意】

治疗咳嗽以辨证准确为第一要义。然小儿咳嗽，特别是咳嗽的寒热之偏，以其语言不能通，不能详述其痰的有无及颜色、质、量等，加之多有痰而不会吐出，临床上其他可供鉴别之要点也不明显，故较为难辨。因此，多年来我主要通过对咽喉局部的观察而定。对咽喉红肿者，即使舌苔薄白而润，也要考虑为风热所患，纵有其他很明显的寒象，亦以寒包热郁闭阻者居多。另外，对于外感咳嗽初起，我多不采用杏仁，因为杏仁过于苦降，有留邪和滑肠伤正之嫌，特别是对于素体较虚和久病脾胃虚弱的患儿更不宜用。而我偏爱用炙百部、炙旋覆花、炙白前根三药为止咳良药。旋覆花性温而润，用量可适当重一些，与百部配合，有肺热者亦无妨；百部性寒苦而润；白前根温润降逆，三药相合，温润平和，不寒不热，相得益彰，收效甚捷。

三、哮喘

哮喘是一种以发作性的咳促气紧为特征的肺部疾患。喘是指气息而言，哮则以声响为名，但哮多兼喘，而喘则不一定兼哮。临床所见小儿哮喘，以支气管哮喘和哮喘性支气管炎为多见。两者病因虽不同，但辨证施治的法则是一致的。小儿哮喘既是常见病、多发病，又是顽固的难治之证。

哮喘的病位在肺。主要病因为痰为热。其发病机理主要在于痰热久伏，遇到诱因，一触即发，反复不已。发作时，痰随气升，气因痰阻，相互搏结，阻塞气道，肺管因而狭窄，气机升降不利，以致呼吸困难，气息急促。同时，气体的出入，又复引触停积之痰，是以产生哮鸣之声。造成哮喘发作的因素颇多，但不外乎外在因素作用于内在因素的结果。所谓内在因素，主要在于肺、脾、肾三脏的失调，痰热留伏，其中又主要是肺、脾两脏。肺为清肃之脏，外来寒热之邪，乘袭于肺，则肺气为之失肃，清肃失职，则气不化津，聚而为痰；肺为贮痰之器，痰阻肺络，气道阻塞，肺气上逆不降，痰随气逆而致气喘痰鸣，正所谓"无痰不成哮"，故急性发作阶段病位主要在肺。若病因为热，痰从热化，是热痰为患，则为热哮；若病因为寒，痰从寒化，是寒痰为患，则为冷哮。也有很多时候病因虽然为寒，但寒邪入里化热，或寒郁化热，而为热哮的。脾为后天之本，主运化，脾虚则运化不健，停湿生痰。正所谓"脾为生痰之源"。肾为先天之本，主纳气。小儿肾气未实，藏精不足，加之肺气娇弱，卫外不固，故遇秋冬或其他时令气候骤变时，哮喘每易反复发作。

哮喘的辨证分型，历代医家虽然有寒热虚实之分，但小儿哮喘与成

巴蜀名医遗珍系列丛书

人哮喘有不同之处。小儿乃纯阳之体，或因六淫化火，或因肥甘积滞，热自内生，痰因热动，故儿科临床仍以实证、热证者居多，典型的虚寒证实属少见。因此，这里主要讨论热哮的诊治。

1. 发作期

本病在发作期症见咳喘哮鸣，痰稠色黄，发热面红，胸闷膈满，渴喜冷饮，声高息涌，呼气延长，小便黄赤，大便干燥或秘结，舌苔薄黄或黄腻，脉象滑数。本证的病机关键是痰热气壅，故其治疗主要是清热涤痰，宣肺定喘。方用自拟清热涤痰定喘汤加减治疗。

方药：

荆芥9～15g　炙麻绒9～15g　石膏15～30g　黄芩9～15g　葶苈子9～15g　炙百部12g　炙冬花15g　苏子9～15g　苇根30g　炙金沸草15g　神曲15g　法夏6～9g　射干9g　橘络9～15g　山楂15g

以我之见，宣肺之壅不离麻绒，泻肺之实首选葶苈子；热喘需清，石膏、黄芩必不可少。故上述几味为本方主药。

随证加减：

（1）若表证明显者：加前胡9～15g，连翘9～15g，以辛凉透表。

（2）痰涎壅盛，苔白腻者：可加用蛇胆陈皮末。

（3）腑气不通者：加通大海5～10g，瓜壳9～15g。

（4）口渴者：加天花粉15g。

（5）舌苔黄腻者：加滑石30g，木通12g，郁金10g。

（6）咳而呕者：加瓜壳9g，法夏6g。

（7）扁桃红肿者：加腊梅花9g。

（8）苔黄腻者：加黄连 6～9g，郁金 9～15g，车前草 30g。

2. 缓解期

本病在缓解期多表现为食欲不振，多汗，气候失常时容易感冒，活动后或平时喉间有痰鸣，舌淡苔薄白腻。因为正虚痰伏是本阶段的主要矛盾，故其治疗主要是培元固本。一定要抓紧时机，扶脾益肾，主要是扶脾，补土生金。肺为贮痰之器，脾为生痰之源，故治痰必须理脾，去其生痰之因，以减轻和制止发作，逐步达到根治的目的。主要大法是六个字：健脾、补虚、祛痰。我常用自拟补虚化痰汤治疗。

方药：

党参 9～15g　黄芪 9～15g　防风 8～9g　白术 9～15g　茯苓 9～15g　法夏 6～9g　化红 6～9g　桂枝 3g　干姜 3g　苏子 9～15g　山楂 15g　神曲 15g

再配合服用自制的贝母半夏散：

川贝母 10g　半夏曲 15g　广橘络 15g

三药研为细末，用少量蜂蜜加适量温开水搅匀蒸化频服。

随证加减：

（1）若大便溏薄者：加木通 9g，广香 6g。

（2）食欲极差者：加白蔻 3～9g。

（3）汗多者：加五味子 6～9g，牡蛎 15～30g。

（4）面色㿠白、肢冷者：加官桂 3g。

【案例】

（1）赵某，女，5岁。初诊：1988 年 4 月 3 日

患"支气管哮喘"2年多，多次住院打针吃药（包括激素类药），只能暂时缓解症状，常反复发作，并逐渐加重。近来又因病发来我处求治。患儿喘咳，胸膈胀满，喉间痰声漉漉，呼吸气促，伴有发热，咽部红肿，痰黄稠难咳出，口苦口渴，纳差，舌质红，苔黄腻，脉滑数。方用自拟清热涤痰定喘汤加味治疗。处方：

荆芥9g　炙麻绒12g　石膏30g　黄芩9g　苇根30g　炙百部12g　射干9g　炙冬花15g　炙金沸草15g　山楂15g　神曲15g　法夏6g　橘络15g　苏子9g　葶苈子9g　郁金9g　车前草30g

复诊：1988年4月10日

服药3剂后，哮喘减轻，胸膈胀满消失，舌苔退，纳食稍增。处方：

炙麻绒12g　石膏30g　黄芩9g　炙冬花15g　炙金沸草15g　苏子12g　葶苈子12g　冬瓜仁30g　滑石30g　桔梗9g　山楂15g　神曲15g　法夏6g　苇根30g

三诊：4月27日

上方服4剂后，诸症消失，唯喉间偶有痰鸣。遂给补虚化痰汤和贝母半夏散，令其坚持服1月。随访至今未再发。

（2）彭某，男，2$\frac{8}{12}$岁。初诊：1989年3月10日

患儿咳嗽、哮喘近1年。喉中痰鸣，难以咯出，经市某医院检查诊断为支气管哮喘，打针、吃药无效前来就诊。现在除上述症状外，尚有纳差，便秘，口干喜饮，舌红苔黄厚腻，脉浮紧。处方：

炙麻绒12g　黄芩9g　法夏6g　桔梗9g　苏子10g　葶苈子10g　炙百部12g　炙金沸草15g　黄连6g　炙冬花15g　山楂15g　神曲15g　石

膏 15g　苇根 30g

复诊：3 月 16 日

服上方 2 剂后，咳嗽、哮喘减轻，纳食增加，大便正常，舌红苔黄厚。处方：

炙麻绒 12g　黄连 9g　石膏 30g　桔梗 10g　苏子 10g　葶苈子 10g 枯芩 10g　炙金沸草 15g　炙百部 12g　法夏 6g　瓜壳 10g　木通 10g　炒麦芽 15g　炒谷芽 15g　炙冬花 15g

三诊：3 月 24 日

上方加减。服完 6 剂而告痊愈，未再复发。

【临证注意】

（1）对于冷哮的治疗，临床用自拟温肺化痰汤也能收到较好的治疗效果。

方药：

炙麻绒 6～12g　桂枝 3～9g　杏仁 9～15g　干姜 6～9g　五味子 9g　细辛 3g　半夏 6～9g　厚朴 6～9g　木通 9g　神曲 15g　炙冬花 15g　炙金沸草 15g

（2）哮喘时发，正气必虚，除应根据体质和脏腑的虚实予以调补正气，从本图治以外，尚应注意气候变化，防止外邪侵袭；尽量避免疲劳，徒耗正气；还要慎饮食，薄厚味，从而减少复发。

（3）小儿肌肤薄弱，因此外感诱发的机会较多。所以，在发作的初期，须先疏解表邪，宣肃肺气，以防肺气闭郁而加重气喘。因小儿为纯阳之体，六淫多从火化，故热证居多。若证见咳痰黏稠，色黄而浓，不易咯出时，多属外邪化热，内蕴肺络。若伴有感染或化脓等因素存在，宜及时清泄肺热，解毒消炎。若见喘止喘，非徒无益，只能留邪不解，化火生痰，助邪为虐。总之，喘因痰热而成，治宜涤痰清热；哮病原有夙根，治当补虚治痰。

四、胃脘痛

胃脘痛是以胃脘部经常发生疼痛为主症的一种病证。现代医学中的急慢性胃炎、胃溃疡、十二指肠溃疡及胃神经官能症等，均可引起胃脘痛。

中医学对胃脘痛一病早有论述，《内经》即有"民病胃脘当心而痛"的记载。对胃脘痛的病因，《医学正传·胃脘痛》有"致病之由，多由纵恣口腹，喜好辛酸，恣饮热酒煎煿，复餐寒凉生冷……朝伤暮损，日积月深，故胃脘痛"的说法。龚廷贤《寿世保元·心胃痛》也认为"胃脘痛证，多有因食、因寒、因气不顺者"。《沈氏尊生书·胃痛》对本病的病因病机也有论述："胃痛，邪干胃脘病也。胃禀冲和之气，多气多血，壮者邪不能干，虚者着而为病。偏寒偏热，水食停积，皆与真气相搏而痛。惟肝气相乘为尤甚，以本性暴，且正克也。"

胃禀冲和之气，气宜宣通，不宜郁滞。若外邪或肝气横逆犯胃，或饮食不节，有形之邪积滞于胃脘，均可导致胃脘部气机郁滞不通，不通则痛。正如《景岳全书》所言："胃脘痛证，多有……者，然因食因寒，亦无不关于气……"而在诸种外邪中，病初多因寒邪犯胃所致。寒性凝滞，主收引，"寒留则气凝"。

治疗胃脘痛，当抓住气机郁滞这一基本病机，以疏理气机为要，配以温胃之品以宣发胃气。以自拟温中顺气汤为基础方，随证加减，均获良效。温中顺气汤方药组成如下：

广木香 6g　香附 10g　沉香 6g　白蔻 6g　良姜 6g　苏梗 9g　黄连 3g　厚朴 9g　玄胡 12g　苍术 6g

方中广木香辛香行散，以行气通滞为功，能升能降；香附为疏肝解郁、行气止痛之要药，两者皆有"气病总司"之誉，本方用之以疏理郁滞之气机。配沉香、厚朴、玄胡以增强行气止痛之功。白蔻辛温，善主脾胃以驱寒健胃，其气清爽，行散气滞，有"化沉痼疾"之功。方中所配良姜以温胃散寒、行气止痛；用苏梗芳香化浊，散邪和胃止痛；苍术运脾燥湿；黄连养胃清热，制诸药之温。本方诸药合用，有温中散寒，理气止痛之功。因胃为多气多血之海，病则气血耗伤，故成人可于方中加当归、沙参补养气血；小儿本身气血旺盛，用之恐致气血壅滞，故不用。本方具体运用时，应根据不同的病因和证型加减运用。

随证加减：

（1）若见郁而化热之势，症见胃痛口苦、吐酸嘈杂、舌苔黄者，加黄芩、竹茹、陈皮以清热理气。

（2）若气滞夹痰，见胃痛胸闷、舌苔白腻、脉象弦滑者，可加入木通健脾利湿、藿香芳香化浊。

（3）若为饮食积滞，症见胃脘胀满疼痛、嗳腐吞酸、不思饮食，为乳食积滞者，加谷芽、麦芽；属食积者，加六神曲；属内积者，加焦山楂。

（4）兼见口渴者，加花粉养阴生津。

（5）心烦者，加连翘心清心除烦。

（6）腹胀如鼓者，重用香附，加槟榔、莱菔、香橼行气消胀。

（7）苔黄腻者，加栀子清热除湿。

（8）小便黄少者，加车前草清热利尿；便秘者，加通大海。

（9）若为热灼津液而致阴虚便秘者，可加郁李仁、火麻仁、晚蚕砂。

（10）若为肾阳虚衰、推动无力所致便秘者，加肉苁蓉。

【案例】

张某，女，5 岁。初诊：1987 年 4 月 3 日

患儿经常出现胃脘隐痛、心烦易怒、纳呆、神疲乏力、舌红苔白、脉细无力、大便溏等症状。处方：

炒香附 10g　沉香 6g（单煎半小时）　广香 6g　苏梗 9g　广藿香 9g　良姜 6g　白蔻 6g　黄连 3g　香橼 6g　神曲 15g　苍术 6g　厚朴 9g　草果 10g　花粉 10g　玄胡 12g

复诊：1987 年 4 月 10 日

患儿服上药 3 剂后，胃脘痛明显好转，仅晨起后微感隐痛，约 10 分钟后疼痛自消，纳可，大便正常，苔白腻，舌红，脉细数。服下方 3 剂，余症痊愈。处方：

沉香 6g（单煎半小时）　苏梗 9g　炒香附 10g　广藿香 9g　良姜 6g　白蔻 6g　广香 6g　黄连 3g　苍术 6g　厚朴 9g　草果 10g　花粉 10g　玄胡 12g　姜汁竹茹 10g

按：患儿经常胃痛，病久已损及脾胃正气，故见纳呆，神疲乏力，脉细无力。因气机不畅，枢机不利，故见大便溏薄。气机郁滞于胃脘，故胃脘隐痛。心烦易怒，说明有郁而化热之势。治以理气温胃为主，方用温中顺气汤加味，使胃脘部郁滞之气机得以疏利，气机条达则胃痛减轻，大便正常。二诊仍守此方以巩固疗效，加姜汁竹茹以和胃清热。气机郁滞既消，纳食增加，脾胃功能得以恢复，则气血生化运行如常，故三剂收功。

【临证注意】

胃脘痛一证，从理论上讲，一般有虚证、实证之分。各种外邪以及食积、肝气横逆、湿热内蕴、痰饮停聚等引起气机阻滞者，多为实证胃

巴蜀名医遗珍系列丛书

痛。脾肾阳虚或阴虚者，可致胃络失养，拘急而痛，则为虚证胃痛。治疗上应根据不同病因而选方药各异。根据我多年临床实践经验，体会到胃脘疼痛的发生，不论何种原因引起，不论实证与虚证，总有"气滞不通"的病理因素。在胃痛初期，多因胃寒或肝郁或食积引起，如不及时控制，则病邪郁而化热化火，日久耗伤阴津；或脾胃阳气受损，运化失司，产生痰饮等有形之邪，导致恶性循环，故应尽快控制病情的发展，在理气行气、疏肝解郁、温胃散寒等基础上辨证施治。

五、呕吐

　　呕吐是由于胃失和降、气逆于上所引起的病证，为临床上常见症状之一，婴幼儿尤其多见。呕吐可出现在许多疾病过程中，如急性胃炎、幽门痉挛、肠道梗阻等均可引起呕吐。

　　历代医家认为，呕吐之作，主要责之于胃。胃主受纳、腐熟水谷，同时"胃主降浊"，水谷之中的糟粕得以下传于小肠和大肠，有赖于胃气的下降，故胃气以下降为顺。任何原因引起胃气不降而上逆，均可导致呕吐。历代医家对呕吐的病因论述颇多，《素问·六元正纪大论》说："火郁之岁，民病呕逆。"《素问·举痛论》提出："寒气客于肠胃，厥逆上出，故痛而呕也。"《素问·至真要大论》："太阴之复，湿变乃举……食饮不化……呕而密默，唾吐清液。"《证治汇补·呕吐》："阴虚成呕，不独胃家为病，所谓无阴则呕也。"《素问·脉解篇》："所谓食则呕者，物盛满而上溢，故呕也。"呕吐的病因概括起来不外有以下几点：①胃寒、胃热、痰饮及外邪犯胃等；②饮食积滞；③肝（胆）胃不和，气逆上冲；④胃阴不足。因年龄不同、生理特点不同，病因的侧重点亦有区别。成人呕吐以胃寒、脾阳虚弱、肝郁犯胃、气逆上冲为多见；小儿则多为胃阳不振、胃气虚寒，或饮食积滞、过食生冷所致。

　　在治疗上，前人根据病因的不同，分别以橘皮竹茹汤、小半夏汤、旋覆代赭石汤等治之。我在临床上多年来对婴幼儿的呕吐借鉴前人治呕经验，通过实践和摸索，认为呕吐发病的主要病机是胃失和降，胃气上逆，自拟和胃止呕饮，以和胃降逆为要。和胃止呕饮方药组成为：

　　苏梗 9g　陈皮 6g　姜汁竹茹 9g　白蔻 6g　黄连 3g　吴茱萸 3g　藿香 6g　姜半夏 3g　旋覆花 10g　代赭石 15～30g　木通 9g　炒谷芽 15g

巴蜀名医遗珍系列丛书

炒麦芽 15g　另加生姜汁 1 滴

煎法：先将代赭石放入 300ml 冷水中，可先煎 5 分钟后，再将各药放入同煎 4～5 分钟，每剂煎 2 次，将两次的药液混合，加入生姜汁 1 滴。

服法：成人每服 1 剂，日服 3～4 次。小儿加糖少许，作饮料频频服用。

方中代赭石甘寒质重，平肝镇逆；旋覆花降逆止呕，消痰行气，王好古谓该品能"治噫气"，两者合用，抑胃气上逆之势。陈皮、姜汁竹茹清肃胃气；藿香、苏梗以宽中下气、辟秽止呕；黄连泻肝胃之火，吴茱萸开肝郁，两者共起辛开苦降、舒肝行气之效。胃不和则津液不化，凝聚成痰，更加重胃不和，故以姜半夏、生姜汁、白蔻运脾和胃，降逆祛痰。炒谷芽、炒麦芽消食导滞，升肝胃之清气，清气升而浊气自降，升降复则气机自畅；用木通以交通上下阴阳，阴阳交泰，气机畅达则胃和呕止。

本方在具体运用时，应详审其证，根据寒热、虚实偏盛不同而加减。

随证加减：

（1）胃寒呕吐，症见呕吐、喜热饮、苔白者，重用白蔻 10g，吴茱萸 9g，以除湿、通阳，加良姜 3～9g 以温胃祛寒。

（2）湿热呕吐，若热偏重者，症见呕吐、喜冷饮、面红目赤、苔黄者，加黄芩 9g，竹茹加至 12g，以清肺胃之热；若湿偏重者，症见呕恶、渴不思饮、苔黄腻，加车前草 10～15g，以清热利湿。

（3）痰饮犯胃，症见呕恶、胸闷不饥、苔厚腻者，加姜汁竹茹 10g，橘络 10g，丝瓜络 15g，消痰行水。

（4）胃气虚弱，中气不守，症见呕恶无力、神疲、舌淡脉细者，加炙甘草 3～6g，沙参 15～30g，煨姜 5g，以鼓动胃气，益气和中；加苍术 3～9g 以振奋脾阳。

（5）胃阴不足，症见不思饮食、口干咽燥、舌红、苔光亮、脉细数无力者，加太子参 15～30g，麦冬 15g，鲜石斛 15g，知母 10g，以甘寒生津。

（6）肝胃不和，症见呕吐、胁肋作痛、嘈杂吞酸、口苦脉弦者，重用吴茱萸、黄连、麦芽以疏肝降逆止呕。

（7）饮食积滞，症见呕吐酸臭物、不饥不食、食人则吐者，根据病史判断属乳食积滞者，重用炒麦芽；属肉积者，加焦山楂 15g；属食积者，加神曲 10g。

（8）腹痛者加广香。若便秘不通者重用代赭石；若大便稀溏者去代赭石。

若经治疗呕吐平静后，不宜继续用重镇降逆之品，以免损伤脾阳，但仍需继续调理，以巩固疗效，常用以下药物：

明参 5g　苏梗 3g　藿香 3g　陈皮 3g　苍术 3g　白蔻 3g　良姜少许　木通 6g

注：成人剂量加倍。

【案例】

邓某，女，3 岁。初诊：1984 年 9 月 19 日

一月来患儿反复呕吐，经多方药物治疗无效，现食入即吐，吐如喷射，吐物酸臭，次数多而量少；夜卧不安，食少神差，面色少华，欲饮冷饮，大便干结，舌红苔黄，指纹紫滞。

诊断：小儿呕吐。

辨证：热吐（痰热上逆）。

巴蜀名医遗珍系列丛书

治法：清热化痰，降逆止呕。

处方：

陈皮 6g　姜汁竹茹 9g　黄连 3g　苏梗 9g　藿香 9g　旋覆花 15g
广香 6g　代赭石 30g　吴茱萸 3g　黄芩 10g　白蔻 3g　神曲 15g　2 剂

复诊：1984 年 9 月 23 日

服上方呕吐基本停止，大便正常，现食少纳差，面色无华，舌淡苔白，指纹淡紫。

守上方去代赭石，加薏苡仁 15g，炒谷芽 30g，2 剂。后经追访已饮食正常，未见复发。

按：胃喜清凉，胃气以下降为顺，若小儿素有积热在胃，或纵食辛辣煎炒食物，或外感温热病邪入肠胃，以致胃热难于留食，胃气上逆呕吐频作；因火性炎上，其势急迫，邪热乘胃，胃热上冲，出现呕吐如喷射状，食入即吐；久病必虚，后天生化无源，则面色无华。用陈皮、黄连、竹茹、代赭石清热化痰，降逆止呕，属胆胃同治之法；旋覆花消痰行水，增加降逆止呕之力；广香、苏梗、藿香、吴茱萸行气宽中，和胃止呕，其中吴茱萸性虽辛热，但在大队清热药中，去性取用，仅呈调气降逆之功；热扰中官，故夜卧不安，以黄连、黄芩清心安神；胃中热炽，乳食易腐，出现吐物酸臭，故用神曲、白蔻消食健胃。由于辨证准确，用药周密，故 2 剂而大效。

再诊时，病机基本同上，当谨守原法，但应增强健运脾胃之功，生化有源则诸症可愈，故去代赭石之重镇，加健脾利湿之薏苡仁，协同消食健胃之神曲、谷芽，2 剂而告痊愈。

【临证注意】

对呕吐的治疗，初期呕吐始作，气机上逆的矛盾突出，治疗重在降逆止呕，药量宜大以尽力扭转逆乱之气机；而呕吐之后，正气必有所伤，治疗重在调理，且此时脾胃之气较弱，不宜使用寒凉之品，故用药偏温，但用量宜小，以免过热伤津。

甘草一物，自古便有能"调和诸药"之说，但因该品有满中之弊，故在治疗呕吐时不宜选用，以免影响气机的畅达。

巴蜀名医遗珍系列丛书

六、呃逆

呃逆以气逆上冲，喉部呃呃连声，声短而频，令人不能自制为主症。其病位在中、上二焦，总由胃气上逆动膈而成。如《灵枢·口问篇》："谷入于胃，胃气上注于肺……今有故寒气与新谷气俱还入于胃，新故相混，真邪相干，气并相逆于胃，而胃腑不受，复出于胃，故呃逆也。"呃逆一证，成人、儿童均可罹患，但实证居多，虚证难治。

儿童多因饮食不节、寒温失调所致。因于寒者，多过食生冷水果或服寒凉药物，使寒气蕴结于胃，又随手太阴之脉上膈袭肺，胃失和降，气逆而上，加之膈间不利而发病。如《类证活人书》说："凡咳逆多有先热而吃生冷，或凉药多，相激而成。"因于热者，素体多火，又过食辛热煎炒，燥热内盛，阳明腑实，气不顺行而动膈。《景岳全书》指出："皆其胃中有火，所以上冲为呃。"所以验之临床，多寒热混杂。治当寒温并举，达到和胃降逆止呃的目的。因六腑以通为顺，胃主受纳，以降为顺，故胃气降，腑得通，其呃必止。

我常以丁香散加吴茱萸温中降逆，合黄连竹茹汤清胃降逆化痰，如此共奏和胃降逆之功，随证加减，每获良效。

【案例】

蒋某，男，8岁。初诊：1988年6月10日

曾患呃逆一月余，反复呃逆，声短而频，呃声有力，声声相连，呃连心窝痛，偶尔呃时伴见呕吐痰涎，多次在某医院治疗无效。望之形瘦，舌质红，苔微黄腻，脉如常。大便结。素喜冰糕、瓜果。证属寒热错杂，胃气上逆动膈。治以温中化痰降逆。处方：

丁香3g　柿蒂9g　良姜6g　吴茱萸3g　姜汁竹茹9g　黄连3g　黄

芩9g　苏梗9g　白蔻6g　神曲15g　广香6g　枳实9g　代赭石30g

便通去枳实、代赭石，共服7剂而愈。

按：病儿素体羸瘦，根据"瘦人多火"的道理，火易煎熬津液成痰，阻于中焦，有碍气机下降，加之夏感寒凉入胃，气机逆乱，故而呃逆呕吐。方中用苏梗因势利导使邪得以上越；广香、白蔻、神曲醒脾助运化，使邪中消；枳实、代赭石畅通腑气，使邪从下分消，若便通即去之，恐久用伤正。

巴蜀名医遗珍系列丛书

七、泄泻

泄泻以大便次数增多，粪便稀薄，甚至出现水样便，但无脓血和里急后重等为主要临床表现。本病四季皆有，夏秋常见。本病与现代医学消化不良或肠炎相似，临床极为常见。

泄泻一证，在成人外感和内伤均可导致，小儿则多为过食伤中、肠胃积热和脾胃阻滞损伤而成。其发病正如《景岳全书·泄泻》所说："泄泻之本，无不由于脾胃。盖胃为水谷之海，而脾主运化，使脾健胃和，由水谷腐熟，而化气化血，以引营卫。若饮食失节，起居不时，以至脾胃受伤，则水反为湿，谷反为滞，精华之气不能输化，乃致合污下降而泻利作矣。"《素问·痹论》云："阴气者，静则神藏，躁则消亡，饮食自倍，肠胃乃伤。"治疗上古人有"无湿不成泄"之说。虞抟《医学正传》指出："治湿不利小便，非其治也。"我认为对此应灵活应用。泄泻的基本病机是脾失健运，清浊不分，升降失常而致。湿乃病理产物，脾胃健运，自能化湿，湿何以得生？脾又何以得困？而对于下利清谷属脾土虚寒不能运化而下陷之泄泻，久病阴亏者，投以通利趋下之方，岂非落井而又下石哉？

遵从以上原则，泄泻初起腹泻水样，臭味不大，不烦不渴，胸脘闷胀，纳食减少，恶心欲吐，舌淡苔腻，指纹紫滞，脉濡数，宜健脾醒中佐以渗湿，以健胃运脾汤为基础方加减如下：

苏梗 9g　陈皮 3g　苍术 9g　广木香 3g　黄连 6g　白蔻 9g　木通 10g

若伤食，泻下腐臭，腹胀热满，口臭纳呆者，加大腹皮、槟榔、山楂、神曲、麦芽、谷芽；若湿热蕴结，大便如水而黄绿色多，或伴黏液，肛门灼热，小便黄少，舌质红，苔黄腻者，加黄芩、车前子、马齿苋；下焦湿重加滑石；胃寒者，加草果、砂仁；脾气虚弱加米炒怀山、米炒白术；脾虚下陷者，加党参、苍术、升麻；兼外感发热加葛根、苏叶。

小儿具有"稚阴稚阳"的生理特点和"易寒易热"的病理特点。小儿泄泻易于损伤气液，常发生"伤阴伤阳"之变。久泻伤及脾阳者，用人参、炙甘草、炒怀山药、赤石脂、炒粳米、生姜汁煎服；如兼脾阴伤则加沙参、石斛、麦冬；兼肾阳衰者，加吴茱萸、肉桂。如脾肾两虚、气阴两伤者，表现为久泻不愈，时泻时止，下利便溏及完谷不化，四肢欠温，睡卧露睛，舌淡，脉微者，用土炒白术、炒怀山药、云苓、炙甘草醒脾健胃，菟丝子、破故纸、益智仁、安桂合阑门升命门之火。外用麝香 0.05g，安桂 3g 研粉敷脐。

【案例】

李某，男，1 岁。初诊：1986 年 6 月 11 日

腹泻 2 天。日泻 7～8 次，泻下清稀，风泡沫多，且带黏液，烦躁不安，饮食不佳，腹热作胀，苔黄腻，指纹青紫。化验报告称有脂肪球少许。

辨证：湿热伤食泻。

治疗：健脾利湿。

处方：

苍术 9g　厚朴 6g　陈皮 3g　藿香 9g　苏梗 9g　云苓 10g　木通 10g 山楂 15g　神曲 15g　黄连 6g　白蔻 9g　大腹皮 9g　广木香 6g　车前草 30g　2 剂

复诊：1986 年 6 月 15 日

服药当日腹泻已停，不烦躁，精神饮食恢复。时上热盛，恐其复发，再以上方去厚朴、山楂、大腹皮、神曲，加炒谷芽30g。处方：

苏梗6g　藿香6g　陈皮3g　苍术6g　云苓9g　黄连6g　白蔻6g　木通9g　炒谷芽30g　车前草30g　广木香3g　2剂

以上方善后而告痊愈。

八、黄疸

黄疸古时亦称黄瘅、黄病。其病以目黄、身黄、溲黄赤为主要症状。有阳黄、阴黄、急黄之分。此外，小儿初生之时发黄，称为胎黄或胎疸。本证涉及疾病范围较广，与现代医学中黄疸的含义大体相同，现代医学的肝细胞性黄疸、阻塞性黄疸、溶血性黄疸，均属中医黄疸的范围。

黄疸最早见于内经，如《素问·平人气象论》指出："溺黄赤安卧者，黄疸……目黄者曰黄疸。"《素问·六元正纪大论》还指出："溽暑湿热相搏，争于左之上，民病黄瘅而为胕肿。"历代医书对黄疸分类和证治都有较为详细的论述，汉代将其分为黄疸、谷疸、酒疸、女痨疸和黑疸，总称五疸；宋代《圣济总录》更将黄疸分为九疸三十六黄，愈分愈细，但实际上过于繁杂，临床辨证困难反而增多。元代罗天益将黄疸按阴证、阳证分述，明代张景岳综合前人所见，提出阴黄、阳黄分类论治，为后世推崇，沿用至今。

儿科临床以阳黄为多见。其发病原因大抵有传染因素、饮食因素和先天因素。由于感受湿热疫毒之邪而发病，称为天行发黄；小儿乳食不知自节，嗜食生冷肥甘，损伤脾胃，发为黄疸者，称为谷疸；由于母体素有湿热邪毒，传于胎儿所致，则为胎黄。

小儿黄疸的形成因素虽多，但黄属太阴，黄疸一证不离湿字。《金匮要略》指出："黄家所得，从湿得之。由于湿邪不得泄越成为黄疸，或为湿热交蒸，或为寒湿在里。"张仲景有"诸病黄疸，但利其小便"、朱丹溪有"五疸者……但利小便为先，小便利白，其黄自退"的论说，故

巴蜀名医遗珍系列丛书

祛湿为除黄之大法。我以退黄汤为常用方剂。

退黄汤组成：

茵陈 30g　栀子 9g　黄连 6g　郁金 12g　白蔻 6g　炒香附 15g　苏梗 9g　车前草 30g　金钱草 30g　满天星 30g　花斑竹 30g

退黄汤的组成特点：

1. 以祛湿为要，重用利湿退黄之品

方中用茵陈、金钱草、满天星、花斑竹清热除湿、利胆退黄为主药，用量宜大，一般茵陈用量 15～30g，金钱草、满天星、花斑竹各 30g；黄连苦寒，直折热势以解毒，一般用量 6～9g；栀子善清三焦之湿热，能促进奥地氏括约肌的松弛和胆囊收缩，增加胆汁的排泄，故黄疸极期用量加倍。以上诸药清热利湿退黄，达到"小便利白"、其黄自退之目的。

2. 顺其条达之性，佐以疏肝之品

黄疸之为病，乃肝失疏泄、胆汁外溢所致，故临床上除见发黄外，多兼胁痛、腹胀等肝气不舒之症，方中郁金、香附疏肝解郁，令其气机疏畅条达。

3. 黄属太阴，当先实脾

黄疸病因属湿，湿为脾所生，脾气受损，运化失职，湿邪阻遏气血，肝失疏泄，必然外溢发黄，故临床多兼纳差、厌油、乏力、大便不实等脾为湿困之表现。故以白蔻、苏梗健脾和胃，令其气机条达，升降

自如，则湿邪自除，亦即"见肝之病，知肝传脾，当先实脾"之治法。

4.灵活加减，囊括阴阳

感受疫毒出现黄疸，如黄疸性肝炎初起，症见发黄、恶寒、身热不扬、纳差、食少、恶心呕吐、大便不实、苔厚腻者，宜宣上畅中，可于退黄汤中加芳香利气之品，如藿香、佩兰、草果、苍术等以宣化湿浊，促使邪毒疏散排泄；若起初兼表证，苔不腻者，可合用小柴胡汤助其发散，使邪气从上下分消；胁痛者加沉香、广木香、金铃炭；苔黄腻秽浊者，为湿热郁结，重用黄连、郁金、白蔻，加滑石以清热利湿解郁。黄疸初起，除大量服药外，还应以满天星、金钱草、车前草煎水代茶饮，以增加尿量，促进黄疸的排泄，阻止黄疸的发展。

【临证注意】

急重型黄疸，包括重症肝炎及其他传染病所致的黄疸，其黄疸进展快和长期不退是病情恶化的重要标志之一。因此，阻止或顿挫黄疸进展和尽快消退黄疸是治疗的关键。此时，若以一般剂量恐病重药轻，难以奏效，必须治疗要果断，剂量要大，方可力挽狂澜，收到顿挫黄疸的良好效果。

热毒壅盛，见有瘀斑出血，甚至神昏，必重用清热解毒凉血开窍之品，除重用黄连、郁金、栀子外，必加姜黄，并配合苏合香丸、紫雪丹以清心凉血开窍。

新生儿阻塞性黄疸，大便色白如陶土，腹部膨隆，青筋露张，为气郁不畅，经络阻滞，遂道壅塞，当重用疏肝破气之品，如重用白蔻、香附；加青皮、香橼、槟榔等，以破气消胀；大便稀溏者，可加苍术、云苓、泽泻；大便干结者，可加酒大黄，使腑气得通，邪气得泄；腹部有痞块者，可加丹参、鸡内金、鳖甲、穿山甲以活血软坚消痞；体质瘦弱、色黄而晦暗、手足不温者，为邪气盛、而正气虚，乃脾气虚弱，寒凝湿滞，当于方中加人参、黄芪、草果、苍术以健脾益气，温中化湿，此时黄连、栀子用量宜轻，一般3g，以免苦寒太过，更伤脾胃。

黄疸后期，黄疸退而正气尚待恢复，则应健脾益气，养血活血，而苦寒之品如金钱草、车前草、茵陈、黄连、栀子等，则应逐渐撤除。气虚者，可用太子参、云苓、白蔻、炒怀山，健脾益气；丹参、白芍、当归以养肝血；鸡内金、麦芽、谷芽消食和胃；阴虚者，可加沙参、麦冬、石斛、枸杞等养阴柔肝之品。总之，此时用药应力求合理，不可偏悖，以免导致新的失调。

【案例】

刘某，男，15岁。初诊：1986年5月4日

患者于1986年3月中旬出现尿黄，伴厌油腻，食欲不振。3月25日发现目黄。4月初目黄加重，并皮肤发黄，于某医院就医，查肝大4cm，脾大2.5cm，并伴肝区压痛，大便溏泻每日4～5次。收入住院后经用肝血宁、维生素、肌苷、葡萄糖液、强的松等药物治疗，黄疸继续加深，并出现腹胀如鼓，一身悉肿不能倒卧，食欲锐减，鼻衄齿衄不止，皮肤黏膜出现瘀斑及出血点，各项肝功能检查均大幅度超出正常值。于5月4日邀我会诊：除上述症状外，苔黄白秽腻，脉弦数。此黄疸乃湿热疫毒壅盛，熏蒸肝胆，侵犯脾胃，胆热外泄所致。必用重剂清热利湿，方能顿挫黄疸的进展。

处方 1：

金钱草 60g　车前草 60g　满天星 60g

煎水代茶饮，频服。

处方 2：

茵陈 30g　郁金 9g　黄连 10g　栀子 9g　白蔻 9g　广香 9g　炒香附 15g　香橼 9g　沉香 6g（单煎半小时）　金钱草 30g　满天星 30g

煎汤日服数次。

复诊：1986 年 5 月 25 日

服药 3 天，黄疸明显消退，尿量大增，衄血止，精神食欲好转。服上方 8 剂后，自觉腹胀减轻，苔化薄转白。此乃湿热疫毒已无嚣张之势，但留恋未去，故于方中加苦温之苍术、草果、厚朴、檀香，以辛开苦降，运脾除湿，疏肝利胆。令其停服方 1。5 月 22 日查各项肝功恢复正常，遂出院，但仍感胁痛，此乃肝气不舒，气血不畅，恐久病正虚，又久服攻伐之剂，正气受损，乃令其以独参汤送服自拟效灵丸（当归、乳香、没药、沉香、丹参、麝香）并处以下方：

茵陈 20g　黄连 9g　云苓 9g　泽泻 9g　白蔻 6g　炒香附 12g　沉香 6g（单煎半小时）　草果 9g　苍术 9g　车前草 30g　金钱草 30g　满天星 30g

服上方 1 月后随访，见面色红润，食欲旺盛，两便正常，余无病态。

按：黄疸的发生、发展和转归是正气与邪气双方斗争的过程。正气是指机体的抗病力和自然修复力，邪气是指致病因素。黄疸发生的初期，大多以邪实为主，治疗首当攻邪；中期以祛邪安正，后期则应以扶正为主。根据现代药理研究，茵陈、栀子、花斑竹、金钱草等祛邪之品，无论给人和动物实验均能使之排泄大量的稀薄胆液，呈现明显的利胆作用，同时也有一定程度的扩张胆道末端奥地氏括约肌的作用，而达到祛邪的目的。而人参、黄芪、炒怀山药等益脾固气之品，能提高网状内皮系统吞噬功能，并能促进蛋白合成，使抗体提前形成，从而增强机体的免疫力和抗病力，促使机体的康复，达到扶正的目的。

九、湿疹

湿疹是由风热邪气淫于肤表，湿热蕴蒸肌腠，或湿热火毒干及血分而形成的一种病证。它以皮肤出现多形性丘疹、疱疹，此起彼伏，瘙痒不止，或痒痛交作，或滋水流溢为主症。在临床上，我将由湿热、寒湿、风邪、湿热毒邪所致，发作时在皮肤上出现湿疹病样损伤的疾病归结为湿疹，如"缠腰火毒""癫风""血风""粟疱"等，均按湿疹辨治，收效显著。

对于本病病因病机的认识，《内经》指出："少阳有余，病皮痹、瘾疹。"《外科正宗》说："肾囊风、阴囊湿疹乃肝经风湿而成……湿热为患。"《诸病源候论》言："肺主气，候于皮毛，脾主肌肉，气虚则肤腠开，为风湿所乘，内热则脾气温，脾气温则肌肉生热也，湿热相搏，故头面身体皆生疮。"我认为，湿疹之病，当外责之感受风邪，内责之肺脾湿热蕴伏，或肝胆湿热内盛，或火毒内壅。湿邪始终贯穿于疾病之中，肺脾肝胆为病变之主要脏腑。

肺主气合皮毛，脾主肌肉四肢，肝胆经循于胸胁前阴下肢。湿热邪气客于肺脾，又感风邪，风热暑湿内外相搏而不泄，蕴蒸肌肤而不去，淫于肤表，故四肢或身之中、上部出现丘疹、水疱；若湿热内郁于肝胆，火毒内生，则胁下腹部，或左或右，丘疹、水疱先后出现，瘙痒不已；又若湿热火毒干及血分，损伤经脉，瘀血阻滞，则湿疹顽固难愈。

临床上，湿疹发作时，以丘疹、疱疹或丘疱疹的形式出现多见。我在临床上常用以下方法诊治。

（1）丘疹多风热夹湿为患，病在肺脾两经。治以疏风清热解毒为主，佐以化湿，选用自拟经验方清利汤治疗。方药组成：

巴蜀名医遗珍系列丛书

银花 15g　连翘 10g　蝉蜕 30g　丹皮 10g　赤芍 9g　紫草 9g　薏苡仁 30g　土茯苓 15g　白鲜皮 15g　木通 9g

方中用银花、连翘、蝉蜕等疏风清热解毒，配以清热、凉血、解毒的丹皮、赤芍、紫草等药，佐以化湿利尿的薏苡仁、土茯苓、白鲜皮、木通等，共奏疏风清热解毒化湿之功。

（2）疱疹滋水流溢，蔓及两胁，多湿热兼风为患，责之肝脾两脏。治以清热利湿为主，选用自拟验方清凉败毒散治疗。方药组成：

炒黄柏 15g　栀子 90g　赤芍 9g　丹皮 10g　黄连 6g　茵陈 30g　土茯苓 15g　苍术 9g　蝉蜕 30g

方中用炒黄柏、栀子、赤芍、丹皮、黄连等清热凉血；茵陈、土茯苓、苍术、蝉蜕等祛风渗湿。若丘、疱疹兼见，则宜清热疏风、除湿解毒并重，方用清利汤与败毒散化裁加减。

随证加减：

（1）若疹子焮红，鲜润光泽，根足紧盘，或伴身有发热、流清涕等外感表证者，为风热壅盛，可重用蝉蜕（10 岁以上每剂可达 30～60g），加大青叶 30g，苦丁茶 30g，疏风清热解毒。

（2）若疹子根足松散，顶端凹陷下塌，色泽不鲜，多为病久邪恋，或体质虚弱，气血不足，则加生黄芪、泡参，益气扶正，托邪外出。

（3）若疹子颜色赤紫或深绛，舌质红赤而干，心烦少寐，身热不退者，为火毒炽盛，干及血分，可加黄连 10g，栀子 9g，大黄 15g，生石膏 30g，天花粉 15g，以甘寒泻火，清热解毒，更酌加川芎 3g，川红花 3g，活血祛瘀。热极生风、热入心营加服紫雪丹。

（4）若疹子发于身之同侧，聚集如索带状，痒痛交作，或先丘疹后疱疹，可加入龙胆草 15g，连翘心 10g，丹参 30g，增加清利肝胆湿热之力。

（5）若病久不愈，或愈后复发，全身上下遍布疹子，色泽晦暗不鲜，溃破、滋水、结痂、脱屑同时存在，瘙痛不可言状，伴面垢神疲，舌淡红或紫暗、苔少，可加僵蚕、全蝎，或重用乌梢蛇、龙衣、蜈蚣祛风通络止痒；大青叶、郁金解毒散郁；生地、黄芪益气养阴，托邪外出。

（6）若疹出不畅者，欲汗而不得，身重肢困，加羌活、防风，祛风除湿透疹。

（7）若疹子散发于胸腹四肢躯干，周身不适，皮肤如虫行状，可加生黄芪、薏苡仁、丹参、川红花、蝉蜕，以利湿疏风，扶正透疹。

（8）对于湿疹滋水，脱屑瘙痒，疼痛不止者，外用验方解毒丹涂搽，早晚各1次；或用祛风燥湿、解毒止痒的生黄柏30g，苦参30g，土茯苓30g，苦丁茶30g，大青叶30g，枯矾15g，白鲜皮30g，忍冬藤30g，黄连叶30g，栀子15g等药煎汤冷洗或冷敷，发挥局部治疗使疹子尽快消退的作用。

《外科正宗》指出："味辛热莫辍，忌洗热汤。"对于湿疹的预防及病中调护具有一定的指导意义。一般而言，患湿疹期间，病人宜饮食清淡，远厚衣重袖，避免暴晒。未患者，则应避潮湿之地，勤换衣裤，清洁沐浴，勿食辛燥之物。

【案例】

尹某，男，12岁。初诊：1983年秋

患儿出生3月后，头面部即出现湿疹，流黄水，经当地医院多次治疗（用药不详），头面疹子渐愈。1983年秋湿疹复发，疹子遍及全身，以双下肢为甚，滋水流溢，瘙痒难忍，黄水浸淫之处，湿疹随之蜂起。经四处求治，疹子稍退，但未痊愈，时有加重。来诊时，疹子散布全身，以下肢为甚，瘙痒难忍，抓破流黄水、结痂、脱痂处皮肤颜色加深。舌质红，苔黄厚腻，脉濡数。用自拟经验方清凉败毒散为主，加减治疗。处方：

银花 15g　连翘 10g　蝉蜕 30g　丹皮 10g　赤芍 9g　紫草 9g　薏苡仁 30g　土茯苓 15g　白鲜皮 15g　木通 10g　黄连 9g　苦丁茶 30g　大青叶 30g　全蝎 6g　蜈蚣 5 条　3 剂

每剂服 2 天。

复诊：1983 年 11 月 2 日

服上方 3 剂后症状好转。患者自觉瘙痒减轻，流黄水随之减少。连进 6 剂后，自觉疹子未再复发，皮肤颜色渐红润，流黄水大减，瘙痒偶见。饮食、二便正常，苔黄厚消退。谨守上法稍加健胃利湿之药，去湿热解毒。处方：

银花 15g　丹皮 10g　赤芍 9g　紫草 10g　黄连 9g　土茯苓 15g　白鲜皮 15g　薏苡仁 30g　全蝎 6g　蜈蚣 5 条　苦丁茶 30g　大青叶 30g　乌梢蛇 30g　白蔻 3g　木通 12g

治疗 3 月余告愈，经随访未见复发。

十、风疹

风疹是一种由风疹病毒引起的较轻的急性传染病，多发于冬春两季，以 3 岁以内小儿较为常见，在小儿集聚之处如托儿所、幼儿园易发生流行。初起以轻微的外感症状、发热、一二天后皮肤出现淡红色斑丘疹、发疹细小如砂、耳后及枕骨下淋巴结肿大为其特征。

本病在古代论述甚少，清代名医吴又可《温疫论》亦把斑疹和风疹混为一谈，用方以清热凉血泻火为治。到了清代中叶，叶天士、吴鞠通等创立温病学派，才把斑、疹分别开来，认为斑属于气分热盛，而疹则多病在血分，但又指出斑属血者恒多，疹属气者亦不少。吴鞠通则进一步明确提出：太阴温病发疹者，银翘散去豆豉，加细生地、大青叶、玄参、丹皮主之。禁升麻、柴胡、当归、防风、葛根、三春柳，因其辛温升散，易助风动火之故。他主张用辛凉透发、兼清血分为主要治疗法则。

我认为风疹主要为温热之邪所致，温邪上受，首先犯肺，故出现发热、微恶寒、鼻流清涕、微咳等表卫症状。肺主表，温邪犯肺，郁于肺络，则发为风疹，此同斑发于肌肉之间、属足阳明胃经不同。中医院校教科书上，把风疹分为邪郁气分和邪热内炽两个证型，以发疹兼肺卫症状较重的归入邪郁气分这个证型，而将发热兼里热症状较重的归入邪热内炽这个证型。据临床观察，风疹多发于 3 岁以下小儿，古人称小儿为"稚阴稚阳"之体，阴常不足，阳常有余，感受温热之邪，则易伤不足之阴，引起阳亢，传变最速。疹起若不急以清热凉血，每致温邪内陷而成惊厥之证，须用清热凉血解毒之品掺入方中，预为防护，不然待其邪热炽盛再用之，往往杯水车薪，无济于事。我在临床上治疗风疹，每遵前人辛凉透络、兼清血分的原则，用自拟的解毒透疹汤治之。我将疹分为温热和湿热两大类分别治之，因成都地处潮湿，温热之邪常夹湿邪为患，湿为阴邪，易伤脾气，故在发疹患者中，夹脾虚者较多，治疗时应掌握这些特点，分别治之。此外，热毒炽盛者，当清泄热毒；风痒甚者当疏风止痒；夹湿者当清化湿热；脾虚者佐以健脾益气之法。

根据上述原则，在临床上，主要用自拟解毒透疹汤，并根据病情加减化裁。方药组成：

银花 15g　连翘 10g　紫草 9g　赤芍 9g　丹皮 10g　蝉蜕 30g　土茯苓 15g　苦参 30g　苦丁茶 30g　大青叶 30g

方中用银花、蝉蜕以辛凉透疹；赤芍、丹皮以凉血、清血分之热；紫草、土茯苓、苦参以解毒；苦丁茶、大青叶以清肝经郁火。古人常于方中加荆芥、薄荷以透疹。我认为薄荷、荆芥发表之力较强，小儿纯阳之体，透表过甚的药物常易引动肝风。故我改用蝉蜕，其透表之力不如荆芥、薄荷，但具疏风平肝之功，可预防惊厥、谵妄之证。

随证加减：

（1）如湿邪夹热者，方中加入茵陈、桑叶、薏苡仁、木通以渗利湿邪。

（2）湿邪较甚郁遏不能透发者，用姜黄、郁金、黄连、木通以透湿泄热。

（3）脾虚者，加用白蔻、苏梗以健脾。

（4）热甚者，用石膏、花粉直清阳明里热。

（5）如夹阴虚邪热炽盛者，加玄参、沙参、生地、知母于方中以滋阴泻火，去苦参、土茯苓、苦丁茶以防其苦寒就燥，反伤其阳。

（6）如见小便黄赤者，用六一散、木通以清利湿热。

【临证注意】

在风疹治疗上，应特别注意下面两个问题：

（1）从疹的形状色泽上辨别疹的性质和毒热的轻重。如疹细如砂、分布疏稀、色泽不红者，属风重，重用蝉蜕，如痒甚则加白鲜皮于方中；如疹细如砂，色泽鲜红，分布较密，甚至连成片，此为热毒较重，除前面的药物外，还应加黄连叶、焦栀子于方中，并重用苦丁茶、土茯苓以泻火，同时应注意阴分是否充足；如舌鲜红苔少，加用玄参、生地以育阴；如疹全身布满，色鲜红者，加服紫雪丹；如风疹时发时止，缠绵不愈，发则痒甚，加蜈蚣、全蝎、乌梢蛇以祛风止痒；如疹不红，疹形较大，以下半身为多者，此属湿热为患，当按湿热治疗。

（2）湿热疹者多脾胃弱，况湿易困脾，小儿脾胃易损，方中应加入白蔻、炒谷芽、炒麦芽等药以健脾除湿。

风疹患儿在治疗期间，应注意饮食清淡易消化。忌食肥甘厚味，以免积食，同时应禁食鹅、兔、鱼等燥热之品。

风疹具有传染性，患儿应予隔离，勿去公共场所，少到屋外活动，以免风邪所伤。

【案例】

杨某，女，1岁。初诊：1988年3月

其母代诉：患儿于两周前开始感冒，流涕，微咳，继而全身出现红疹子，发低热，夜烦躁，不能入睡，全身瘙痒，经其他医院治疗无效，前来我处就诊。患儿颜面潮红，口唇干，气粗，神倦；全身遍布疹点，色鲜红，身上有多处抓痕，疹周围皮肤发红；舌红欠津，苔薄黄，手足心发热，指纹紫滞，脉细数。此因素体阴分不足，感受风热之邪，郁而成疹，前医徒用泻火清热之法而不应者，以阴亏之故也。故用解毒透疹汤佐滋阴之品以泻南补北。处方：

银花 15g　连翘 12g　赤芍 9g　丹皮 9g　紫草 9g　生地 10g　玄参 15g　知母 12g　栀子 12g　苦丁茶 30g　大青叶 30g　白鲜皮 15g

4 天服 2 剂，另加紫雪丹 1 支，当晚分 3 次开水冲服。

4 日后复诊，患儿服药当夜即安静，热退身凉。次晨察看疹子逐渐消退，只有少数疹点，色不红。患儿活泼如常，继用前方去紫草、白鲜皮、知母，加炒谷芽、炒麦芽、苏梗以调和脾胃。继服 2 剂，患儿即告痊愈。随访 1 月，未见复发。

十一、瘾疹

瘾疹亦名风瘾，以红赤色或白色疹块突然发作，痒而不痛，时隐时现，消退后不留任何痕迹为特征。本病无传染性，相当于现代医学的荨麻疹。本病无明显季节性和年龄限制，有急、慢性之分，小儿急性多见，成人慢性多见。

瘾疹病名首见于《内经》，其发病如《圣济总录》所说："盖身体风瘙而痒，瘙之隐隐而起者是也。"《小儿卫生总微论方》对其病因病机和临床表现论述更为详细："风疾瘾疹者，小儿肌肤嫩，血气微弱因暖衣而腠理疏开，或天暄而津液汗出，忍为风邪所干，搏于血气，藏流于皮肤之间……相连而生，其状如生姜片，轻者名曰斑，不致改色；重者名曰瘾疹，改赤紫色。发瘙痒，搔之不解，甚者使人心神烦乱。"

瘾疹的发病，除外感风邪郁于肌肤而发外，亦有禀赋不耐，因食荤腥动风燥火之品，如鱼、虾、蟹等，或服某些药物，或过食肥甘，加之寄生虫如蛔虫、钩虫等均可引起胃肠不和，湿热内生，郁于肌肤而发。

瘾疹多突然发生，发热或不发热，多无外感症状，其辨证主要根据疹的部位和颜色分风寒型和湿热型。若疹来去匆匆，反复无常，疹如姜片色苍白，多属风寒型，其发于肌肤，病在气分；若疹色鲜红，隐退缓慢，灼热瘙痒难忍属湿热毒型，其发于胃肠，病在营血分。瘾疹治疗应透表和清里同施。因于风者祛风清解，佐以凉血，以《时病论》辛温解表汤加减：

防风 10g　豆豉 10g　桔梗 10g　陈皮 5g　葱白 30g　苏叶 10g　荆芥 9g　丹皮 10g　紫草 10g　蝉蜕 30g

因于湿热毒邪者，清热除湿解毒，佐以凉血。用自制清热除湿汤：

金银花 30g　连翘 10g　大青叶 30g　板蓝根 30g　白鲜皮 30g　苦参 30g　土茯苓 30g　薏苡仁 30g　黄连 10g　赤芍 9g　丹皮 10g　紫草 10g　蝉蜕 30g

胃热重者，成人加生地 15g，玄参 30g，石斛 15g，小儿加白薇 30g，花粉 15g，知母 15g，石斛 15g。湿热重者加郁金 10g，姜黄 10g，栀子 9g，黄连 10g。

【案例】

肖某，女。初诊：1989 年 1 月 27 日

全身发疹块年余，经多种西药治疗未见好转。常半夜时分发作，以头面、胸腹及四肢为甚，疹块色白或淡红，大者连成片，小者如红丘疹，瘙痒难忍，睡卧不安，黎明时分消失。渴多饮，饮食、两便正常，舌红苔薄白，脉浮数。治以养阴清热凉血。处方：

生地 15g　玄参 30g　知母 15g　丹皮 10g　赤芍 9g　紫草 10g　蝉蜕 30g　黄连 10g　木通 10g　连翘 10g　苏梗 10g　白蔻 6g　郁金 10g　3 剂

复诊：1 月 30 日

服上方 3 剂后，症状明显减转，头面及上肢未再出现疹块，仅躯体下部仍有疹块，色白、发痒，余同前。继用上法。处方：

生地 15g　玄参 30g　石斛 15g　丹参 30g　丹皮 12g　川红花 6g　郁金 15g　姜黄 10g　栀子 10g　黄连 10g　木通 10g　连翘 10g　白蔻 9g　苏梗 9g　蝉蜕 30g　紫草 15g　3 剂

连服上方 10 剂后，症状消失，遇风遇冷未再发作。至今随访未见复发。

十二、淋证

淋证是以小便频数短涩，滴沥刺痛，欲出未尽，小腹拘急或痛引腰腹等为主症的一种病证。如《金匮要略》云："淋之为病，小便如粟状，小腹弦急，痛引腹中。"该病成人与小儿均皆可患，小儿则以幼女多见。

淋证的形成，多因湿热蕴结下焦，导致膀胱气化不利所致。如《金匮要略》认为"热在下焦"，《诸病源候论》认为"诸淋者，由肾虚而膀胱热故也"。成人亦有因为气郁和肾虚发病的。临床一般分气、血、热、膏、石、劳淋6种。

历代认为淋证病在膀胱和肾，并与肝脾有关。我认为临床所见成人有六淋，与以上病位有关，而小儿则热淋居多，常与下阴、膀胱、心肝有关。邪之入侵门户多从下阴，兼心热移于下焦。常由于下阴不洁，秽浊之邪侵入膀胱，酿成湿热，发而为淋，表现为尿频、尿急、尿痛；若热甚伤及血络则可尿血，并常兼见心烦不眠、舌尖红等心热征象。治疗上宜通利三焦，清热利湿，常以八正散合导赤散加香附、郁金、白蔻、桔梗为治。导赤散清心除烦，八正散清热利湿通淋，加香附、郁金意在疏肝，肝气条达则全身气机通畅，水道通利，故而脾可运湿而去苔厚腻，肾司开合而气化有力；加白薇、桔梗取其开上利下，清虚热而不伤正气。

【案例】

谭某，女，13岁。初诊：1988年10月2日

小便淋漓不尽1月余，系农村小孩。一月前出现小便淋漓不尽，尿频、尿急、尿痛引小腹，小便量少混有血丝；终日焦躁不安，羞于启齿未澡；舌尖红，苔黄腻，脉濡数。

辨证：湿热阻于下焦，三焦水道不利，膀胱气化失司。治当清热利湿通淋。处方：

竹叶 9g　木通 10g　生地 9g　萹蓄 30g　瞿麦 30g　车前子 1g　滑石 30g　香附 10g　郁金 12g　白薇 30g　桔梗 10g　草薢 12g　大蓟 30g　小蓟 30g

复诊：服上方后小便清亮，频急减轻，仅小便微痛；舌苔变薄。上方去香附、郁金、白薇、桔梗，加琥珀解痉止痛、花粉养益胃阴，恐利尿伤津。半月后随访，诸症皆愈。

【临证注意】

淋证湿热为因，膀胱气化不利为果。而三焦总司人体气化，为肾输送元气到各脏腑器官，三焦通利，则膀胱气化有力，水湿畅利于体外，故治疗上疏肝清心不可缺少。

另临床常见病儿尿混浊如米泔色，但尿时无疼痛，不属淋证而曰尿浊。可因恣食肥甘，特别是过食水果、甜食，或饮水不足，而酿生湿热，蕴结下焦所致。一般控制肥甘之摄入，数日即愈。

十三、肾炎

肾炎是以浮肿、少尿、血尿和高血压为主要临床表现的疾病。儿童以 3～8 岁为多见，其发病与脓疮和上呼吸道感染有关。因有浮肿和血尿等症状，临床上属于中医水肿范畴。

本病的发生为外感风邪，水湿或疮毒入侵，内因肺、脾、肾三脏功能失调。其表现如《灵枢·水胀》所说："水始起也，目窠上微肿，如新卧起之状，其颈脉动，时咳，阴股间寒，足胫肿，腹乃大，其水已成矣。"说明水肿先从眼睑开始，继则延及全身，并伴有咳嗽等症。又如《诸病源候论·通身肿候》说："水病者，由脾肾俱虚故也。肾虚不能宣通水气，脾虚又不能制水，故水气盈溢，渗液皮肤，流遍四肢，所以通身肿也。"全身水肿明显，病程较长，此即后人所谓之阴水矣。水肿病的发病机理正如《景岳全书·肿胀篇》指出："凡水肿等证，乃肺、脾、肾三脏相干之病。盖水为至阴，故其本在肾；水化于气，故其标在肺；水唯畏土，故其治在脾。"今肺虚则气不化精而化水，脾虚则土不制水而反克，肾虚则水无所主而妄行，故出现水肿。强调了水肿发病以肾为本，以肺为标，以脾为制水之脏。

常用治法有发汗、利尿、清热、养阴、益气、健脾、温肾等。常用方有越婢加术汤、麻黄连翘赤小豆汤、五皮饮合胃苓汤、实脾饮、真武汤等。

我治肾炎水肿常用治法有宣肺解表、清热除湿、运脾温肾、通阳利水，运用时一般数法合用。并自拟消肿通利汤，方用苏叶 10～15g，连翘 10g，藿香 6g，解表利水；白薇 30g，萹蓄 30g，瞿麦 30g，车前

巴蜀名医遗珍系列丛书

草 30g，车前子 30g，木通 10g，滑石 30g，清热利尿通淋，与前组药分消水湿以消浮肿。白茅根 30g，仙鹤草 30g，大蓟 15～30g，小蓟 15～30g，炒槐角 10g，炒地榆 10～15g，凉血止血以除血尿；白蔻 3～6g，炒麦芽 30g，炒谷芽 30g，薏苡仁 15g，茯苓皮 30g，健脾化湿以培土制水；郁金 10g，陈皮 6g，姜黄 12g，疏利三焦，通调水道，亦可活血化瘀行滞。

随证加减：

（1）肿甚日久不愈者，加丝瓜络 30g，桔梗 10g，温阳通络行水。

（2）面色㿠白，浮肿肢冷者，加续断 30g，骨碎补 30g，补肾治本（亦可减轻蛋白尿）。

（3）气阴不足者，加明参 30g，麦冬 5g。

（4）气滞血瘀者，加丹参 15～30g。

（5）舌苔厚腻者，加草果 6～10g，苍术 10g，黄连 5～10g。

【案例】

（1）郑某，男，6 岁。初诊：1988 年 3 月 20 日

一身尽肿 3 月。8 月前突然眼睑、面目和双下肢浮肿，小便短赤。某医院检查和小便化验：蛋白（+++），红、白细胞满视野，脓球少许，诊断为"急性肾小球肾炎"。住院 2 月余，症状控制出院，回家后继续服用激素控制。以后小便多次复查不正常；肿势渐重，一身尽肿，纳差神疲，面色苍白，小便色赤，大便时溏，舌淡脉弱。拟消肿通利汤化裁。处方：

紫苏 9g　连翘 9g　白薇 30g　萹蓄 30g　瞿麦 30g　木通 10g　滑石 30g　车前草 30g　大蓟 15g　小蓟 15g　仙鹤草 30g　山楂 10g　神

曲 10g　炒麦芽 30g　炒谷芽 30g　白蔻 6g　4 剂

复诊：4 月 3 日

服上方纳食稍好，小便增多，舌淡苔滑腻。为巩固疗效并加强燥湿之力，于初诊方加黄连 9g，姜黄 12g。嘱服 6～8 剂。

三诊：5 月 10 日

查小便常规：尿色淡黄，蛋白（＋＋），白细胞少许，上皮细胞少许。精神、食欲好转，浮肿减退，小便量增加，脉沉有力，舌淡苔黄微腻。现病向愈，正气渐复，嘱激素逐渐减量至不服，中药加强清热凉血，疏利气机。处方：

萹蓄 30g　瞿麦 30g　木通 10g　滑石 30g　车前草 30g　白薇 30g
茅根 30g　蒲黄炭 15g　炒槐角 10g　炒地榆 10g　仙鹤草 30g　焦栀子
6g　姜黄 15g　黄连 9g 郁　金 12g　炒麦芽 30g　炒谷芽 30g

四诊：6 月 2 日

服上方 10 余剂，经某医院检查，小便蛋白正常，尿液清长量多，纳食好，脉沉有力，苔薄黄。病至恢复期，以健脾补肾为主，佐以治标，间断服药，巩固疗效。处方：

骨碎补 30g　续断 30g　白蔻 9g　藿香 6g　苏梗 9g　白薇 30g　萹
蓄 30g　瞿麦 30g　木通 10g　车前草 30g　焦栀子 9g　炒地榆 10g　炒
槐角 10g　仙鹤草 30g　大蓟 30g　小蓟 30g　炒麦芽 30g　炒谷芽 30g
姜黄 10g　黄连 9g

随访未再复发

（2）陈某，男，20 岁。初诊：1988 年 1 月 10 日

浮肿、血尿和蛋白尿两月余。两月前鲜红色小便如洗肉水，头昏，

眼睑面目轻微浮肿。某医院查小便常规：尿色浑浊，反应酸性，蛋白（+++），红、白细胞满视野。血压160/100mmHg，诊断为"急性肾小球肾炎"。住院20余天。经青霉素、止血敏、氟哌酸等治疗，仍有浮肿和尿血，蛋白尿控制不好，要求出院中医治疗。后经某中医院治疗1月余，效果不明显，始经人介绍来我处。症见眼睑浮肿青紫，面色无华，尿少，纳差，时呕恶，舌淡苔厚腻，脉沉弱。此乃脾虚湿困，胃失和降。法当运脾化湿，行气止呕。处方：

苏叶15g 藿香10g 陈皮6g 竹茹12g 黄连10g 白蔻9g 炒麦芽30g 炒谷芽30g 姜黄12g 郁金12g 木通10g 车前草30g 焦栀子9g 大蓟30g 小蓟30g 4剂

复诊：1月17日

服上方呕恶去，尿量稍增，色如茶色。小便常规：蛋白（++），红细胞（+），白细胞（+），余及舌脉同上。现以清热利尿、凉血止血为治。处方：

萹蓄30g 瞿麦30g 车前子30g 薏苡仁30g 木通10g 滑石30g 苇根30g 苏叶10g 黄连10g 姜黄12g 白蔻9g 炒地榆15g 炒槐角15g 蒲黄炭15g 大蓟30g 小蓟30g 仙鹤草30g

三诊：3月3日

服上方10剂后，浮肿明显消退，饮食增加，小便清长。查小便常规：蛋白（+），上皮细胞少许，脓细胞1～3个，红细胞0～2个。舌苔变薄，脉浮有力。此时当标本兼顾，减轻疏表和淡渗之品，增加补肾固本之力，亦可消除蛋白尿。上方加续断30g，骨碎补30g，萆薢15g，去车前子、薏苡仁、苏叶、苇根。

四诊：3月28日

服上方6剂。查小便：尿色清，白细胞少许，蛋白（－），红细胞（－）。舌质淡，苔薄黄，脉数有力。续服上方4剂。

五诊：4月3日

查小便常规一切正常。小便清长，舌淡苔少，脉细数微弦。此时病至恢复期，且气阴有所损伤，续上方4剂。另拟养阴益气以善后。处方：

广明参30g　麦冬15g　莲须30g　藿香10g　苏梗10g　白蔻10g
炒香附10g　丹参15g　车前草30g　萆薢15g　3剂

半年后随访，患者已于10月上班。

【临证注意】

肾炎方的使用体现数法同施，应用时应根据病证虚实轻重而行。具体用法应注意以下几点：

（1）宣肺利水之药量宜轻，味数宜少，儿童6～9g即可。有表证时亦应体现宣肺利水，仅用紫苏一味。表证兼见呕吐用苏梗加藿香；畏风发热用苏叶、连翘。

（2）浮肿、血尿明显者，清热利尿和凉血止血之药，宜味多而量较大。对肾炎急性期，不论阴水还是阳水都可如此用药。血尿减少或消失后止血药可减味。

（3）脾为制水之脏，喜燥而恶湿，治肾炎水肿燥湿重于淡渗。燥湿用黄连、陈皮、苍术、草果，淡渗用薏苡仁、茯苓皮、泽泻、车前子。

（4）急性期过后，应治本去尿蛋白，加用续断、骨碎补，佐以温阳通络的沙苑蒺藜、丝瓜络，加强温阳利水之功。肾炎阴水亦可以此为主治疗。

（5）病久气阴受伤，气滞血瘀时，气阴双补，用沙参、麦冬等，活血化瘀用姜黄、郁金、香附、丹参等。

（6）据现代研究，车前草有降血压之功，肾炎方中必用。

十四、汗证

　　汗证包括自汗和盗汗，是由于阴阳失调，腠理不固，而致汗液外泄失常的病证。不因外界因素的影响，而白昼时时出汗，动辄益甚者称为自汗；寐中出汗，醒来自止者称为盗汗。正如《三因极一病证方论》指出："无问昏醒，浸浸自出者，名曰自汗；或睡着汗出，即名盗汗。"

　　汗为心之液，由精气所化，不可过泄。此处所指是以自汗或盗汗为主症的辨证，可能单独出现，亦可伴随于其他疾病之中，无论哪种情况均可按此论治。一般而言，汗证多虚，自汗多气虚不固，盗汗多阴虚内热。我多崇《丹溪心法》"自汗属气虚、血虚、湿热、阳虚、痰；盗汗属血虚、阴虚"和《景岳全书》"自汗盗汗，亦各有阴阳之证，不得谓自汗必属阳虚，盗汗必属阴虚也"，拟自汗方益气固表敛汗。

　　黄芪 30g　防风 10g　参须 10g　龙骨 30g　牡蛎 30g　竹茹 10g
石斛 15g

　　方中以参须、黄芪益气固表止汗，防风助之；龙骨、牡蛎敛汗，石斛养阴清热，配参、芪化生精气，益汗之源；竹茹清热化痰，消除内痰所致之自汗。适应于汗出恶风，稍劳更甚，头颈汗出，易于感冒者。若蒸蒸汗出，汗冷头困重，汗液黏腻，甚而衣服染黄者，为湿热郁遏之自汗，加茵陈、黄连、白蔻、草果、木通、桑叶等；形寒肢冷、常自汗出者，加桂枝温阳通络、附子温阳化湿、白芍育阴敛汗；气虚倦怠乏力，中气不足者，加红参补气升陷。

　　治疗盗汗用盗汗方滋阴清热降火。

　　知母 15g　焦柏 10g　何首乌 30g　枣仁 15g　石斛 15g　沙参 30g
麦冬 15g

巴蜀名医遗珍系列丛书

适应证：夜寐盗汗，或有自汗，五心烦热，口渴，舌红苔少，脉细数，指纹淡紫。方中用知母、焦柏滋阴降火治盗汗，配何首乌益肝化生汗液；枣仁养心阴、益肝血，汗为心之液，心阴足不致汗泄伤津；沙参、麦冬、石斛滋养肺胃之阴。如此共呈养阴清热之功，体现"主藏化液，心为汗"的理论。

【案例】

张某，男，7岁。初诊：1979年7月24日

盗汗自汗3月。3月前患黄疸性肝炎，经中药治疗，至今未愈。SGPT195U，肝大剑下1cm。目前，盗汗、自汗，蒸蒸而出，纳呆恶心，右胁胀痛，乏力便干，溲少色黄，神差形瘦，面色萎黄，毛发枯黄，苔黄质红，脉细数。证属气阴两伤，湿热余邪不尽。治宜气阴双补，法以滋阴燥湿。处方：

参须16g　黄芪15g　沙参15g　麦冬10g　石斛15g　知母10g　焦柏6g　黄连5g　茵陈15g　木通10g　车前草15g　炒麦芽30g　炒谷芽30g　丹参10g　竹茹6g　6剂

复诊：药后饮食明显增加，精神好转，大便正常，自汗、盗汗减去大半。苔薄黄，脉数有力。上方去黄连、参须。服3剂。

三诊：盗汗、自汗止，纳佳，胁已不痛，两便正常，面有笑容，SCPT（-）。再拟补肝和胃善其后。经随访，盗汗、肝炎未犯。

十五、遗尿

　　遗尿也称遗溺，是以小便自遗，不受意识控制，甚至遗出不禁为特征的一种疾病，常见于8岁左右的小儿，成人亦有遗尿者。遗尿和尿床病名各异，然其机理治疗相同。尿床多见于小儿，是以睡眠较深，不易唤醒，或唤醒后似睡非睡、神态朦胧为主症。

　　尿液的生成，《素问·经脉别论》指出："饮入于胃，游溢精气，上输于脾，脾气散精，上归于肺，通调水道，下输膀胱。"遗尿的发生，主要在肾与膀胱。肾主封藏，司两便；膀胱贮藏津液和小便。肾与膀胱相表里，肾气固密，则膀胱气化有力；反之则遗尿。《素问·宣明五气篇》说："膀胱不利为癃，不约为遗溺。"《类证治裁》也说："夫膀胱仅主藏溺，主出溺者，三焦之气化耳。"因此，小便正常的排泄，有赖于膀胱和三焦的气化功能，而三焦的气化，又与肺、脾、肾等脏有关。究其病机乃下元虚寒，膀胱不约为主。《诸病源候论》说："遗尿者，此由膀胱虚冷，不能约于水故也。"若小儿先天不足，肾气怯弱或他病过用寒冷，使命门火衰，膀胱虚冷失约而病遗尿；亦有肺脾气虚，上虚不能制下，下虚不能上承，都可使小便自遗或睡中小便自出。

　　我治疗遗尿以温补下元、固涩小便为法，主以鸡肠散加味为治，适应于遗尿或尿床，一夜数次，形寒肢冷，智力较差，下肢乏力，小便清长。

　　处方：

　　菟丝子15g　小茴5g　上安桂5g　补骨脂15g　枸杞15g　萆薢10g　胡芦巴15g　益智仁10g

水煎，每剂每日分4次服完。

方中菟丝子、补骨脂、茴香、安桂温肾补阳，助命门之火，温化膀胱寒冷；益智仁、胡芦巴固肾缩小便；萆薢淡渗利湿以通阳；枸杞养阴补肾。共用以温补下元，固涩小便。

随证加减：

（1）若肢冷畏寒甚，倦卧而睡者，多肾阳虚衰，加制附片5～10g，安桂重用至10g，以强补肾阳。

（2）若小便频数不止，加天台乌6g，覆盆子10g，补骨脂加至30g，以增强益肾固涩之力。

（3）若睡后遗尿，少气懒言，神疲乏力，食欲不振，短气自汗，苔薄嫩，脉少力，证属脾肺气虚，当脾、肺、肾同治。以鸡肠散加黄芪30g，党参15g，炙甘草6g以补肺脾之气。

（4）若食少而便溏者，加怀山药15g，莲米30g，芡实30g以甘淡实脾。

（5）若痰湿内蕴，困寐不易醒者，加菖蒲10g，郁金9g，制南星6～9g，涤痰开窍醒神。

此外，对遗尿日久，服药困难，寒湿凝聚，闭阻肾阳者，还可以外用贴脐散。

方药：安桂粉1.5g，小茴香粉1.5g。

用法：将干药粉调湿放入脐中，用布五层将药压紧，让药自然吸收，1日1换，5日1疗程，遗尿可止。

【案例】

（1）王某，男，5$\frac{1}{2}$岁。初诊：1988年2月9日

患儿遗尿 2 年余。每晚遗尿 2～3 次，小便清长，饮水甚少亦尿床。经多方治疗，四苓、八正清利后，患儿嗜睡、尿床如前。四肢不温，舌淡苔白，脉细。诊为遗尿（脾肾阳虚）。治以温肾健脾。

附片 10g（先煎 1 小时） 枸杞 15g 补骨脂 15g 安桂 5g 萆薢 10g 益智仁 15g 菟丝子 15g 炙甘草 3g 白蔻 3g 炒怀山 15g 4 剂

复诊：2 月 14 日

服上方后遗尿减少，每晚 1 次或隔日 1 次；精神、食欲增加，四肢转温。前方去附片、安桂，加胡桃仁 15g，胡芦巴 10g，黄芪 15g。2 剂。

同年 5 月因感冒求治，其家长说，服上诊方后，遗尿未再复发。

（2）段某，女，3$\frac{1}{2}$岁。初诊：1988 年 1 月 15 日

遗尿 3 月。3 月前因感冒后咳嗽，经泻肺止咳后，咳嗽渐愈，继而出现尿床，每日 1～2 次；并出现少气懒动，不耐活动，动则汗出。苔薄白，脉软沉。诊断为遗尿（肺脾气虚）。

此乃素体禀赋不足，过用攻伐之品致肺脾气虚，治节不行。治以健脾益气、温肾固涩之法。处方：

黄芪 30g 党参 15g 炙甘草 6g 莲米 10g 怀山药 15g 枸杞 10g 补骨脂 15g 益智仁 15g 胡芦巴 15g 小茴 5g 安桂 5g 萆薢 10g 菖蒲 10g

2 剂而遗尿止，继用 5 剂后诸症除，随访至今，未见复发。

【临证注意】

（1）遗尿患儿禁用羞辱、斥责、惩罚的方式教育，以免加重患儿心理负担，而应培养定时排尿习惯。

（2）婴幼儿期，气血未充，脏腑未坚，智力未全，对排尿自控力

差，加之学龄儿童因白日游戏过度，精神疲劳，睡前多饮，亦可偶然尿床，这些不属病态。

（3）对肾阳虚衰，服药日久困难者，可用外治敷脐法，法如前述。

十六、口疮

口疮是指以口腔、舌上及咽腭满布白屑以及口腔糜烂为主要症状的一种婴幼儿疾患。

本病外因多由饮食不节，感染秽毒之邪；内因常见于胎中伏热，久病正虚，误治失治，正气受伐，以及不合理使用抗生素使脏腑功能失调等。本病常以心脾积热、虚火上浮两种主要证型出现于临床。古人说："手少阴之经通于舌，足太阴之经通于口，凡心脾二经有积热，则口舌生疮也。"《医宗金鉴》指出："由在胎中受母饮食热毒之气，蕴结于心脾二经，故生后遂发于口舌之间。"《医部全录》说："诸口疮，因哺乳失节，或母食膏粱厚味积热，或乳母七情郁火所致，其证口舌齿龈如生疮状。"《景岳全书》说："凡诸口疮六脉虚弱，或久用寒凉不效者，必系无根之火。"本病辨证需紧扣心脾与肾三脏，在心脾多属实证、热证，在肾者多为阴虚火旺；治疗应标本兼顾，内治、外治结合。在临证上常以自拟加味导赤散为基础方，并随证加减，或清利湿热，或引火归元，或通腑泄热，同时兼用自拟"小儿吹口丹"外治，取得满意效果。

加味导赤散基础方组成：

淡竹叶 9g　木通 6g　生地 9g　麦冬 9g　藿香 6g　佩兰 4.5　栀子 3g　生甘草 3g

本方为宋代钱乙所著《小儿药证直诀》一书中导赤散加味而成，具有清心脾之热，利湿醒脾，兼以养阴，攻伐而不伤正的作用。

外用吹口丹组成：

牛黄 3g　硼砂 30g　黄连 3g　孩儿茶 30g　黄柏 60g　栀子 60g　甘草 60g　冰片 9g

制法：将上药（除冰片外）烘干后，共碾为细末，再加冰片碾为极细末调匀，用瓶收贮，盖严勿受潮。

用法：温开水洗净口腔后，将药末撒入口腔内患处，每日3～4次。1～3月患儿，用量每次0.2g；3～6月，用量每次0.3～0.5g；1岁以上每次用1g。

本方牛黄、硼砂、冰片避秽祛邪，黄连、黄柏、栀子、孩儿茶、生甘草泻火解毒。

随证加减：

（1）心脾积热者，症见口腔两颊、舌上、唇内布有白屑，周围嫩红，甚则延至咽喉；烦躁啼哭不安，面红唇红，舌红，苔黄腻，脉数，指纹青紫。用加味导赤散基础方（以下简称基础方）以清利湿热。

（2）阳明经热者，上述症状兼见发热、口渴、脉洪数。用基础方加川黄连1.5g，黄芩6～9g，连翘心6～9g，石膏15g以清热泻火。

（3）阳明腑实、心脾积热型兼见大便秘结、腹胀、小便黄少、舌苔黄厚、脉洪大。基础方加大力子9g，通大海3～5g，通腑泄热。

（4）湿困脾阳者，兼有脘闷、纳呆、舌白腻。基础方加白蔻3～6g，苏梗9g，焦山楂9g，神曲9g，芳香醒脾，消食开胃。

（5）胃气上逆，兼见呕吐者，基础方加姜汁竹茹3g，姜半夏3g，降逆止呕。

（6）湿热犯胃，兼见纳呆、苔黄腻者，基础方加黄连6g，茯苓10g，泽泻10g。

（7）引动肝风，兼见烦躁易惊者，基础方加钩藤9g，代赭石9g，镇惊安神。

（8）邪壅大肠，兼见大便溏泻者，基础方加大腹皮9g，泽泻9g，云苓 9g，利湿健脾止泻。

（9）肺气不宣，表卫闭郁，兼见鼻塞、恶寒者，基础方加薄荷 6g，芥花 6g，蝉蜕 9g，银花 9g。

（10）虚火上浮者，症见口腔、唇内、两颊、舌上白屑散在或满布，周围轻微掀红；形体瘦弱，五心烦热，面白颧红，唇红，舌红，少苔或无苔，脉细弱，指纹淡紫。辨证要点：舌红，少苔或无苔。基础方加知母 6g，黄柏 9g，天冬 10g，川牛膝 99 以引火归元，生地 10g，玄参 10g 以滋阴降火。

调护：

（1）给予软淡食物，不宜过甜。

（2）常用淡盐水清洗口腔。

（3）外搽龙胆紫。

【案例】

李某，男，45 天。初诊：1982 年 10 月 18 日

口腔舌上满布白屑，拒乳 4 天。易惊，烦躁不安，腹胀，呕吐，两便正常，舌红，苔白腻，指纹紫。

诊断：口疮

辨证：湿困脾阳

方药：加味导赤散加减。

处方：

淡竹叶 9g　木通 9g　生地 9g　麦冬 9g　藿香 6g　佩兰 4.5g　栀子 3g　白蔻 3g　苏梗 9g　焦山楂 9g　神曲 9g　姜半夏 3g　姜汁竹茹 9g
2 剂

外用吹口丹，每日 3 次，每次 0.2g，2 天而愈。

巴蜀名医遗珍系列丛书

按：鹅口疮为婴幼儿最常见的一种口腔疾患。其外因多为饮食不洁，感受秽毒之邪而得；其内因多为心脾积热上炎于口，或虚火上浮于口舌。治疗应内外兼治，方能尽快奏效。外治以避秽祛邪，清热解毒为主；内治则以清心泻热，利湿通阳，芳香醒脾，养阴降火为主。本病多热证，但小儿发育迅速，阴津相对不足，极易化燥伤阴，故清热利湿或引火归元之中均不可忽视养阴扶正。患病时的调理和保持口腔清洁也十分关键，以清淡软食为宜，不可过食甜味厚腻之品。

十七、牙痛

牙痛是一种常见症状，牙齿或牙龈的疾病都可引起。

足阳明胃的经脉起于鼻翼两侧，向下沿鼻外进入齿龈；手阳明大肠经的缺盆部支脉经面颊入下齿龈，肺与大肠相表里。若胃火素盛，恣食辛辣，或风热邪毒外犯，引胃火循经上蒸牙床，伤及龈肉，损及脉络，便可发生牙痛。如《辨证录》说："人有牙齿痛甚不可忍，涕泪俱出者，此乃脏腑之火旺，上行于牙齿而作痛也。"又说："有人牙疼日久，上下牙床腐烂者，至饮食不能用，日夜呼号，此乃胃火独盛，有升无降之故也。"另外，中医认为肾主骨，齿为骨之余，肾阴不足，虚火上炎，灼烁牙龈，骨髓空虚，牙失所养，亦可松动而痛。正如《辨证录》指出："人有牙齿疼痛，至夜而甚，呻吟不卧者，以肾火上冲之故也，然肾火上冲，非实火也。"再者小儿最常见的龋齿牙痛，多由平素口腔不洁，牙齿污秽，食物残渣塞于牙缝，或过食甘甜、膏粱厚味，以致胃腑积热上冲，与湿相搏，困结口齿，郁久生腐，牙被蛀蚀，损及牙体，伤及经脉所致。《辨证录》指出："人有多食肥甘，齿牙破损作痛，如行来行去者，乃虫痛也……过食肥甘，则热气在胃，胃火日冲于口齿之间，而湿气乘之，湿热相搏而不散，乃虫生于牙矣。"

综上所述，牙痛之因不外胃火、湿热、肾虚三端。

一般治疗分风热牙痛、胃火牙痛和肾虚牙痛，分别以薄荷银翘散、清胃散、知柏地黄汤为主治疗。我长期临床体会到，牙痛一症风热者少，胃火、虚热、肾虚相互交结者为多，治疗必须补虚、泻火、除湿并用，才能取效。常用牙痛灵：

知母 10 ～ 15g　　石膏 15 ～ 30g　　龙胆草 15 ～ 30g　　威灵仙 15g

巴蜀名医遗珍系列丛书

焦柏 15～30g　骨碎补 30g　牛膝 9g　制首乌 15～30g

方中知母、石膏清胃泻火；龙胆草、威灵仙除湿泻火，通络止痛；焦柏配知母滋阴降火，配骨碎补、制首乌填精补髓，益肝肾之源；牛膝引火下行。若口腔糜烂者，加生地、麦冬、石斛；若尿黄少者，加木通、车前草；若兼有风火牙痛者，加银花、牛蒡子、菊花等。

【案例】

黄某，男，6 岁。初诊：1987 年 6 月

牙痛半月，龋蚀成洞 1 年余。初为酸胀，食物嵌塞，逐渐遇冷热酸甜疼痛加重，夜痛不可忍，涕泪俱出，牙龈红肿、萎缩，肿连腮颊；口渴引饮，舌红，苔黄腻，脉弦数。素体肥胖多食。处方：

知母 9g　石膏 30g　龙胆草 9g　黄连 5g　焦柏 5g　骨碎补 9g　牛膝 10g　草果 9g　牛蒡 15g

以此方清热泻火燥湿，清虚热。2 剂后牙龈红肿、腮颊肿消失。

复诊：上方去黄连、草果、牛蒡，加制首乌、灵仙、神曲、木通、白蔻。3 剂。牙龈萎缩好转而愈。

【临证注意】

牙痛不论虚火实火，都必须以胃与肾脏为中心，以火（虚、实两种）、湿为病机，以清热泻火燥湿补虚为治法，并佐以牛膝引经导热下行，方可满意奏效。选用龙胆草、威灵仙则更是独具匠心，以龙胆草能协同石膏、知母清胃降火，威灵仙能通十二经而止牙痛矣。

十八、咽炎

咽炎是指咽部黏膜红肿疼痛，灼热咽干，甚则吞咽困难的一类病证，有急慢性之分。本病常与急慢性鼻炎、扁桃腺炎及喉炎有关。

《景岳全书》说："咽喉者水谷之道也，喉咙者气之所以出也。""咽喉证总谓之火。"《儒门事亲》说："喉痰火所设。"咽炎的发生，多因风热毒邪从口鼻而入，侵袭肺胃两经，咽喉为肺胃的门户，首当其冲，邪毒相搏，聚于咽喉，则咽喉肿痛，吞咽困难。若邪毒聚于咽喉两旁喉核之处，则喉核肿大，发为乳蛾（即扁桃腺炎）。如《儒门事亲》所说："单乳蛾、双乳蛾……结搏于喉之两旁，近处肿作，因其形似，是为乳蛾。"又《重楼玉钥》说："此症由肺经积热，受风邪凝结，感时而发，所生咽喉之旁，状如蚕蛾。"乳蛾多发于春秋季节，急性发作时可见恶寒发热，咽干疼痛，吞咽困难，一侧或两侧喉核红肿胀大；若热毒炽盛，可见喉核上有黄白脓点，盛则颈部、下颌部出现瘰疬、痰核；若风热、火邪灼伤肺胃之阴，津液不足，虚火上炎，则喉核红肿不消，经常反复发作。总之，咽炎诸证，其基本病理乃火热毒邪伤及肺胃，搏结于咽喉。本病治疗应以清热解毒为要。古人分为轻重二证，轻证用桔梗汤，重证用化毒汤。我在临床积累多年经验，自拟清咽化毒汤。

清咽化毒汤组成：

大青叶 30g　腊梅花 15～30g　天花粉 15g　豆根 6～10g　射干 9g　白薇 30g　川黄连 6～10g　通大海 6～10g

方中用大剂量大青叶、腊梅花及川黄连清解肺胃热毒；用豆根、射干、通大海解热毒，利咽喉；天花粉、白薇清热养阴以防火邪灼伤阴液。诸药合用，共奏清热解毒利咽之效。

随证加减：

（1）若高热烦躁，可加入连翘心。

（2）若便秘不通，可加玄明粉润燥通便。

（3）若见黄白脓点，加入小儿吹口丹，每日 3～5 次，立效。

咽喉病变临床较为常见，而咽喉各部同为肺胃所系，其病因及病理特点都颇为相似。历代中医医家，对乳蛾的诊断、辨治阐述较多，对咽喉其他部位病变论述则十分匮乏。我根据多年临床明确提出"咽炎"的病名，将由火热毒邪引起的咽部病变（非时疫所致）归纳其中，并提出临床辨证施治法则，有积极的治疗意义。

【案例】

杨某，男，4 岁。初诊：1987 年 7 月 29 日

主诉：反复咽喉红肿疼痛年余，加重 1 周。

患儿平素常反复咽喉肿痛，扁桃体肿大。3 天前出现发热，全身不适，咽喉疼痛，扁桃体肿大，吞咽困难，经西医诊治，用西药青霉素等治疗，无明显好转；到市某医院服中药未效，经友人介绍来我处就诊。就诊时患儿发热，扁桃体红肿，舌尖红，苔薄黄腻，脉浮数。

诊断：乳蛾

治法：清热解毒

处方：

大青叶 30g　腊梅花 30g　花粉 15g　豆根 9g　射干 9g　白薇 30g川黄连 6g　通大海 10g

服上方 2 剂后即热退、痛止、肿消，再进 3 剂巩固疗效而痊愈。

按：患儿反复咽喉肿痛，定有热邪郁伏，若遇外感风热之邪引动，邪热搏结于咽喉两旁，则为发热、咽喉红肿疼痛、扁桃体肿大。肺胃热

盛，故舌尖红，脉浮数；邪热尚未深入故苔黄腻。用大剂量大青叶、腊梅花清解肺胃热毒，并用川黄连增强清热之力，用豆根、射干、通大海清热利咽。因邪热易灼伤津液，故用白薇、花粉清热养阴生津，以防阴液亏虚，虚火上炎。投药对证，药到病除。

巴蜀名医遗珍系列丛书

十九、弄舌

弄舌是指小儿舌尖频频向外伸出，口流涎水的一种病证。

此非儿科急症、大症，但在儿科临床中却较常见。古代医著对此论述不多。我根据多年的临床体会，结合《内经》"舌为心之窍""脾开窍于口""热主动"的理论，认为小儿弄舌，多为心脾蓄热。临床还需注意其虚实之分，属实证者多以心脾热甚为主，治当清心泻热；属虚证者多以脾虚湿热为主，治当清心泻热兼顾健脾利湿。

1. 心脾热盛

舌尖频频向外伸出，口臭，流涎，唇干，喜饮，烦躁不安，舌苔黄干燥，脉数，指纹紫红。

用清心翘莲汤清心泻热。清心翘莲汤组成：

木通 9g　连翘心 9g　莲子心 3g　栀子 6～9g　陈皮 9g　竹茹 10g　车前草 15g

2. 脾虚湿热

舌尖微微伸出，时心烦躁乱，纳差或有腹胀，便溏，舌质淡，苔白腻，脉弱。治疗方药为：

白蔻 3g　木通 10g　黄连 3g　云苓 10～15g　苏梗 10～15g　炒麦芽 15g　炒谷芽 15g

简易疗法

（1）灯心草 10g，连翘心 5g 煎水频服。

（2）绿豆汤频服。

【案例】

周某，男，1岁。初诊：1987年10月9日

家长代诉：前几天小孩吵夜，舌向外伸不停地在口外搅动，舌红流出口涎腥臭味；烦躁不安，乳食不贪，尿黄，大便正常。经厂医务室、某医院治疗未效，因友人介绍前来就诊。指纹紫红二关以上，苔黄，舌尖红，口臭。

诊断：心脾积热

治法：清心涤热

处方：

竹叶9g　木通10g　连翘心10g　黄芩9g　竹茹9g　水灯芯10g　苏梗6g　白蔻3g

自加鲜车前草10株为引。2剂。

11月7日病儿家长带儿门诊，此次感冒咳嗽，痰鸣气粗，述前次服药后即不弄舌，卧睡安宁。方知前病已愈。

巴蜀名医遗珍系列丛书

二十、天行赤眼

天行赤眼俗称"红眼病"，因该病能引起广泛流行，故又称天行火眼、爆发火眼。本病发病迅速，患眼白睛红赤，或见白睛溢血成点成片，涩痒交作，怕热羞明，眵多胶结；多双眼发病。本病病名见于《银海精微》，该书对本病病因及传染流行等均有描述。好发于夏秋之季，常有红眼病接触史。本病与现代医学之急性传染性结膜炎相似。

本病多因外感疫疠之气所致，或兼肺胃积热，内外合邪交攻于目而发。白睛属五轮中的气轮，在脏属肺，故其病变多与肺经有关。肺主皮毛，外邪侵袭，每易犯肺，再感疫疠之气则病生白睛，故症见发热，流泪，白睛红赤，怕热羞明；肺主气之升降，治节失司，则气机不利，气血滞涩，故症见眼红赤痒涩，热伤血络则可见白睛点状出血，眵多胶结，两眼齐发为火毒炽盛表现。一般治以疏风散邪，清热解毒，用祛风散热饮子或泻肺散。吾在临床上以疏风散热、清肝明目佐以凉血活血为治疗原则，自拟红眼五花饮效果颇佳。

方药：

银花15g 荆芥花9g 连翘心15g 菊花9g 蝉蜕30g 刺蒺藜30g 夏枯草（花）30g 木贼9g 谷精草30g 密蒙花15g 川红花3g 赤芍10g 黄连9g

以上均为儿童剂量，其意在以银花、芥花、菊花、蝉蜕、刺蒺藜疏风散邪，解毒消肿；夏枯草（花）、木贼、谷精草、密蒙花清肝明目。加赤芍、川红花凉血活血以除白睛红赤、溢血和疼痛；加黄连、连翘心清心泻火，去翳除烦。

随证加减：

（1）肺与大肠相表里，出现大便秘结者，加神曲、番泻叶导滞泻热。

（2）热毒盛而舌苔黄腻者，加金钱草、车前草引热下行，以上下分消。

（3）咽喉疼痛者，加腊梅花 15g，射干 6g，清热利咽。

（4）热甚伤津而口渴者，加花粉 15g，白薇 30g 以清热生津。

（5）小便短赤者，加木通 10g，车前草 30g，清心热利小便。

【案例】

杨某，女，9 岁。初诊：1984 年 8 月 10 日

发热后白睛红赤 2 天。2 天前高热（39.5℃），经注射青霉素并服药后不再发热。半天前出现手擦双眼，继之双目红赤，眼胞肿胀，热泪频流；晨起睑肿如胡桃，眵多胶结，睫毛与两睑交封；夜啼心烦，大便两日未解，尿黄少，舌质红，苔黄厚腻，指纹青紫。此乃肺胃风热，复感疫疠之气，风火热毒交结而成之天行赤眼。治以清热解毒，凉血明目。处方：

银花 15g　蝉蜕 30g　刺蒺藜 30g　荆芥花 9g　菊花 9g　夏枯草花 30g　木贼 9g　密蒙花 15g　谷精草 30g　黄连 6g　连翘心 15g　金钱草 30g　车前草 30g

若大便干结，另包番泻叶 9g，单煎服，便通则停服。

服药 2 剂，随访痊愈，未再复发。

【临证注意】

天行赤眼病在眼部，主要在白睛，与肺、肝二经有关，治疗肝肺二经是重点，疏风散邪，清肝明目是主要的治疗法则。选药以清肝明目的

菊花、夏枯草（花）、木贼、密蒙花、谷精草、刺蒺藜等为主，加疏风消肿止痛的银花、蝉蜕，泻火解毒的黄连、连翘心，其效果比之重用清肺胃二经热邪的药物更为满意。

另外，天行赤眼之调护亦甚为重要：

（1）汤药宜少量频服，以利药物吸收利用。

（2）禁食辛辣之品，恐助火势加重病情。

（3）切忌揉擦患眼，应保持眼部卫生，恐其邪势加重。

（4）患者手帕、洗脸用具、枕套等，要隔离和消毒。

（5）病愈之前，不得送幼儿园，以免相互传染。

二十一、鼻渊

鼻渊亦名"脑涌""脑渗"，是以鼻流浊涕，如淌泉水，量多不止为主要特征的常见多发鼻病。带伴鼻塞、头痛，嗅觉减退，甚则虚眩。局部检查可见鼻甲肥大，肿胀充血，鼻中道有脓性或黏脓性引流物，上颌窦穿刺可抽出脓性分泌物。相当于现代医学的急、慢性鼻窦炎。

对鼻渊，《内经》已有深刻认识，至今仍指导着临床。如《灵枢·脉度》说："肺气通于鼻，肺和则鼻能知臭香矣。"《素问·气厥论》说："胆移热于脑，则辛頞鼻渊，鼻渊者，浊涕下不止也，传为衄蔑瞑目。"《景岳全书》则进一步认识到"此症多由酒醴肥甘，或久用热物，或火由寒郁，以致湿热上熏，津汁溶溢而下，离经腐败而成"。肺开窍于鼻，肺气不和，郁而化热，热腐鼻中肌膜，遂为鼻渊。胆为中清之腑，与肝为表里，行于人身之侧，过颊部（经上颌窦之旁），绕耳，故鼻渊与胆热也有密切关系。脾胃互为表里，胃脉循于鼻侧，若过食肥甘，湿热内生，郁困脾胃，清气不升，浊阴不降，湿热邪毒循经上蒸，停聚窦内，灼伤窦内肌膜，亦是形成本病重要因素。如若肺脾气虚，邪毒郁滞日久，凝聚鼻窦，伤蚀肌膜者，则为鼻渊虚证。

我在临床中常采用疏散风热，清胆泄热，芳香通窍，佐以利湿之法治疗本病，并且宣通肺气与清泄胆热之法同施，对一些急、慢性脓性鼻窦炎取得较为满意的疗效。

方药：

辛夷花 9～15g 苍耳子 9g 白芷 9g 薄荷 9g 银花 9～15g 荆芥花 9g 鲜荷叶 60g 蝉蜕 30g 大力 9～15g 北细辛 3～9g 黄连 3～9g 龙胆草 15～30g

巴蜀名医遗珍系列丛书

本方以《和剂局方》苍耳子散辛散风邪，芳香通窍；以银花、荆芥花、鲜荷叶、薄荷、蝉蜕、大力宣散风热，清利头目，解毒消痈；黄连清热泻火，同时利用其苦寒，兼制苍耳子散诸药的辛温之性；龙胆草清泻肝胆，不仅引经报使，还直捣病巢；细辛辛通走窜，发散风寒，宣通鼻窍。

【案例】

陈某，男，7岁。初诊：1998年3月

鼻流浊涕1月，加重2天。1月前受凉后，流清涕，喷嚏，咳嗽发热。经中西药治疗后余症消失，惟流涕不止，日渐稠浊，量多。近日脓涕不止，鼻塞不知香臭。自诉头昏时痛，心中烦躁。望之鼻腔内红肿，鼻黏膜肿胀。舌红，苔薄黄，脉滑数。证属风寒化热，胆胃郁热，肺失宣肃。处方：

辛夷花9g　白芷9g　蝉蜕30g　白蔻5g　银花15g　荆芥花9g　龙胆草30g　滑石30g　黄连9g　薄荷9g　荷叶30g　细辛9g　木通10g　苍耳子9g　3剂

服上方3剂后，黄脓涕明显减少，舌苔变为白色。上方去荆芥花、荷叶，加连翘9g，薏苡仁30g，神曲10g。再服3剂后流涕尽愈，热象消失。随访未再复发。

【临证注意】

苍耳子散出自《和剂局方》，是治疗鼻渊的有效方，用此治疗急性或过敏性鼻炎效果较好。也有报道用桂枝汤加葶苈子、蝉蜕（据现代研究抗过敏），治疗过敏性鼻炎取得良效。根据我的体会，应结合肺与胆之一脏一腑，辛散与清热宣透并用、辛温与苦寒同举，这样对急、慢性鼻窦炎才能取效。另外《玉龙歌》说："不闻香臭从何治，迎香二穴均可攻，先泻后补分明效，一针未出气先通。"即告诉我们鼻塞不闻香臭可加用针刺迎香二穴，因为迎香乃手阳明大肠经穴位，阳明大肠与太阴肺互为表里，此所以泻腑可以安脏矣。亦可加印堂、合谷等穴辅助治疗，效果不错。

此外，本病还可辅以外治法，疗效则更加显著。我在临床上，常用通鼻饮加味。此方主治鼻阻塞不通，不闻香臭，清稠鼻涕，头额胀痛，方药为：

荆芥花 10g　薄荷叶 30g　香白芷 30g　北细辛 10g　紫苏叶 30g
葱白头 60g

用法：煎水熏鼻孔使药物的热气通达鼻窍，有清热疏风之功。

巴蜀名医遗珍系列丛书

二十二、喑哑

喑哑是以声音嘶哑为主要表现的一种病证，病位在会厌声道，亦称喉喑，小儿多见。中医认为声音发出部位与肺肾密切相关，声音出于肺系而根于肾。肺主气，脾为气之源，肾为气之根，故肾精充沛，肺脾气旺，气出会厌则发声响亮；肺肾一损则可尖音而为喑哑。本人认为喑哑与肺胃有关，或外感风热、风寒，即金实不鸣；或肺阴不足，或肺胃阴虚，或肺燥伤阴，均可导致喑哑。

喑哑临床分为虚、实两类。虚者多病后阴血耗伤，余热不尽，肺液干枯，清肃失调，肾阴无以上承，致阴虚肺燥或肺肾阴虚，病程较长；实者起病急骤，因于风寒和风热，邪从口鼻而入，内壅于肺，肺邪上壅于喉咙，气血不行，脉络阻痹，开合不利。正如《景岳全书》说："喑哑之病当知虚实，实者其病在标，因窍闭而喑也……窍闭者有风寒之闭，外感证也；有火邪之闭，热乘肺也。"《备急千金要方》又说："风寒之气客于中，滞而不能发，故喑不能言及喑哑失声，皆风所为也。"燥火伤阴，金受火制，津液被灼，肺失清肃，致声道燥涩，发声不利，即肺燥喑哑。

治疗原则宜清热利咽，宣肺开音。虚则养阴清热宣肺，实则清燥宁肺。自拟宁喑汤。

方药：

炙射干 9g　银花 15g 蝉蜕 30g　煨诃子 10g　炙升麻 10g　通大海 10g　桔梗 10g

方用射干、银花清热散结，蝉蜕、煨诃子解痉利咽，升麻、桔梗、通大海开提肺气，清利咽喉。

随证加减：

（1）突发而体质强者，可用蝉蜕一味 30 ～ 60g 煎水当茶饮。

（2）骤发而兼风寒者，原方加荆芥花 9g，薄荷叶 10g。

（3）若兼风热者，加菊花 10g，刺蒺藜 30g。

（4）表虚燥重者，加玄参 15g，麦冬 10g，生地 9g，花粉 15g 或石斛 10g。

（5）咳嗽喉间有痰响者，加杏仁 6g，苏子 9g，葶苈子 9g，法夏 6g，云苓 9g，去升麻、煨诃子。

（6）肺热重者，可加黄芩 10g，大力子 10g。

【案例】

张某，男，2 岁。初诊：1985 年 12 月 28 日

声音嘶哑 3 月。3 月前患水痘、麻疹后，出现声音嘶哑兼咳嗽气紧，说话声音不出，经多方治疗无效，今来门诊。现声音不出兼咳嗽气紧，形瘦神差，唇干裂，舌面糜烂，舌质红，脉数，指纹紫。此乃病后阴血耗损，余热不退，肺液干枯，清肃失调而虚火刑金。治当养阴清热，开肺利咽。处方：

射干 5g　山豆根 5g　银花 15g　蝉蜕 15g　炙升麻 15g　通大海 10g　桔梗 5g　玄参 10g　麦冬 10g　煨诃子 5g　花粉 5g　1 剂

复诊：讲话哭吵能发出声音，咳减。但咳痰不利，鼻孔干，唇裂，舌脉同上。原方加石斛 10g，橘络 10g。

三诊：鼻干唇裂好转，声音恢复正常。以健脾利湿之方善后收功。后经随访，病愈未发。

巴蜀名医遗珍系列丛书

二十三、脓耳

脓耳亦名聤耳、耳痛等，是以耳膜穿孔、耳内流出脓液为主要表现的疾病，相当于现代医学的化脓性中耳炎。脓耳是耳科常见多发病，尤多发于小儿，可引起听力损害。

本病的发生，外因多风热湿邪侵袭，内因多肝胆脾肾脏腑功能失调，临床有急慢、虚实之分。本病病因病理为"耳触风邪，与气相去……热气乘虚，随脉入耳不散，脓出为脓耳"。《辨证录》说："少阳胆气不舒，而风乘之，火不得散，故生此病。"《诸病源候论》说："亦有因沐浴水入于耳内，而不倾沥全尽，水湿停积，搏于气血，蕴结发热，亦令脓汁出，皆谓之聤耳。"

本病临床表现：急起发病，成人及较大儿童诉耳内疼痛胀闷，逐渐耳痛加重，甚则连及头部，以后耳内流出脓液；小儿则高热烦躁，啼哭不止，摇头晃脑，甚至昏迷抽搐，直到耳内流出黄色脓液才知罹患本病。可伴见口苦咽干，小便黄赤，大便秘结，舌红苔黄，脉弦数或指纹紫滞。治宜清肝泻火，解毒消肿，佐以疏风渗湿。方用自拟清胆泻肝汤。

方药：

龙胆草 9～15g　连翘 9～15g　黄柏 9～15g　知母 6～9g　石膏 20～60g　石斛 9～15g　木通 9g

此方重用龙胆草为君清泻肝胆，解毒消肿；连翘疏散风邪，清利头目；知母、石膏清气泻火；知母配黄柏滋阴清热，燥湿泻火，以治肿毒；木通清利水湿并引热下行，协同连翘分消热势；石斛配石膏制约诸药清热泻火而不伤阴。如此共奏清胆利肝、解毒排脓之功。

随证加减：

（1）脓耳日久偏于脾虚者，加薏苡仁、白蔻、黄连。

（2）偏于肾气亏损者，重用知母、黄柏，加续断、骨碎补、灵仙。

（3）湿热久困脓液污浊者，选加桃仁、红花、赤芍、姜黄等。

（4）感受风热，头目不清者，可加夏枯草、菊花、刺蒺藜。

（5）耳流黄脓量多者，可加桔梗、穿山甲、皂角刺等排脓消腐。

【案例】

李某，男，10 个月。初诊：1985 年 8 月

发烧 2 天，耳内流脓半天。两天前洗澡受凉，体温 38℃左右，终日哭吵，睡卧不安，摇头不已，不思食，多饮，发热日渐高达 39℃。经某医院退热治疗，热势不降。半天前右侧耳内流出浅黄脓液。面红唇干，舌红苔黄，指纹紫。有沐浴水入耳史。此乃素有胆腑郁热，复与湿邪相搏，湿热交阻，化腐成脓而成脓耳。治以清胆泻湿，解毒排脓。处方：

龙胆草 9g　黄连 5g　连翘 10g　桔梗 10g　黄柏 5g　知母 10g　木通 10g　银花 10g　竹茹 5g　石膏 30g　菊花 10g　白薇 30g

服上方 2 剂，流脓基本消失，烦躁啼哭好转。二诊时去黄连、竹茹，加石斛 10g，谷芽 15g，麦芽 15g。2 剂后一切正常，活泼如常儿。

按： 脓耳与肝胆关系甚密，尤其是足少阳胆经，从耳后入耳中，出走耳前。故用清肝泻胆的龙胆草、黄连为主药；黄柏清热泻火毒，治疗疮疡肿毒；肝肾同源，下元亏虚肝火无以制约，故配知母以制阳气。所以治疗脓耳，龙胆草、黄连、知母、黄柏必不可少。

巴蜀名医遗珍系列丛书

二十四、血证

血证是以出血为主要症状的一类病证的总称。临床常见的有鼻衄、齿衄、肌衄、咳血、吐血、便血、尿血等。

引起出血的原因很多，不论外感六淫或疠气逼迫营血，使血妄行而溢于外，还是内伤五脏六腑，气机紊乱，血液经离而出，均可导致出血。古代典籍中最早论述血证的，见于《灵枢·百病始生》："阳络伤则血外溢，血外溢则衄血；阴络伤则血内溢，血内溢则后血。"后经历代医家的不断充实、发展，特别是清代王清任的《医林改错》、唐容川的《血证论》问世，使中医学对血证形成了一套较为完善的诊断治疗方法。

我在学习前人理论的基础上，结合多年临证体会，认为血证病因虽多，病机虽较繁杂，但关键仍不外"火"与"气"二字。火灼营阴或虚火干于血分，血液妄行于外；气虚不摄血，血离经叛道而出是其最基本的病机。正如明代医家张景岳所说："血动之由，惟火惟气耳。""因于热者十之八九，因于气者十之一二。""动者多由于火，火盛则逼血妄行；损者多由于气，气伤则血无以存。"也就是说血证同火与气密切相关。金元四大家之一的朱丹溪也说："火载血上，错经妄行。"唐容川《血证论》指出："火热相搏则气实，气实则逼血妄行。"我在临证中紧扣"火"与"气"这两个基本病机，再根据各种血证不同的特点，合参病情虚实而立法，度病情缓急，以及成人、小儿不同的生理，精选方药而施治，均取得满意疗效。

值得注意的是血证为中医临床中的一大急症、重症，悬系性命，凡病重出血急而量多者，应积极采取各种手段首先及时止血。正如《血证论》所说："此时血之原委，不暇究治，惟以止血为第一要法。"止血时可外治则外治，当内服药则内服止血药；病缓者，应治本兼顾治标，尽力祛除病根而避免复发。

（一）鼻衄

鼻衄是以鼻腔出血为主症的一种病证。鼻衄是临床中最常见的出血病证。其病位在肺、胃、肾三脏。《血证论》说："鼻为肺窍，鼻根上接太阳经脉，鼻孔下夹阳明经脉。伤于太阳者，由背上循经脉至鼻为衄……欲治太阳之衄者必以治肺为主，伤于阳明者由胸而上循至鼻。又有肾经虚火浮游上行于督脉为衄者。"一般临床以此三型为主，但我在临证上紧扣一个"火"字，即火热上炎、迫血妄行的基本病机进行辨证施治。前述三型无不与火有关，病在肺，多从外感邪热，或外邪郁而化热，灼伤络脉而来；病在胃，多从胃火上炎干于血络而得；病在肾，以肾阴亏虚，虚火上浮，迫血错经外溢而致。肺以清肃为顺，胃以下降为顺，肾以藏元阳为顺，故治疗鼻衄关键在泄热凉血。我以荷叶茅仙汤为基础方随证加减变化治疗鼻衄，其效如桴鼓。

荷叶茅仙汤组成：

炒荷叶 30g　炒仙鹤草 30g　白茅根 30g

煎水频服。若为成人则各味药量增至 60g。

荷叶苦辛，清泄热邪，凉血止血，善走气分，有一叶一菩提之说。白茅根清热利尿，使热从小便而解，又有凉血止血之功。《神农本草经》谓其"主劳伤虚羸，补中益气，除瘀血，利小便"。《本草纲目》言其治"上吐血诸血，肺伤喘急"，有一花一世界之誉。仙鹤草泄热凉血，收敛止血。《本草纲目拾遗》引葛祖所说"疗吐血各病，喉痹，肺痈"，有一草一灵芝之谓。《血证论》指出："血之为热，热则行，冷则凝，见黑即止。"三药经炒炙后，即"见黑即止"之意。三药合用其气布于上，运于下，达于四末，内行于脏腑，外行于肌肤，使清气升达，浊邪下泄，不仅是我治疗鼻衄的基础方，也是运用治疗各种血证的基础方。其用于临床，多见其效。由于小儿脏腑较弱，有"其气未充，脏腑全而未实"的特点，攻伐之品，泄热猛剂，均易伤正，故不到不得已之时，均不轻易选用。

1. 谨识病机，随证加减

（1）肺热壅盛

症见：鼻燥衄血，血色鲜红，流涕咳嗽，或发热汗出，舌红，苔薄黄，脉数。

要点：鼻干燥，血鲜红，或咳嗽流涕或发热，苔薄黄，脉数。

治法：清燥止血

方药：荷叶茅仙汤加炒荆芥 6～10g，黄连 6～9g，焦栀子 10g，连翘 9g，槐花 10g。并可加三七粉 1～3g。

炒荆芥、黄连、连翘、焦栀子清热泻肺，槐花祛瘀止血，三七粉活血止血。

（2）肝火乘肺

症见：鼻燥衄血，口苦咽干，目眩或目红赤，舌红，苔薄黄，脉弦数。

要点：口苦咽干，目眩。

治法：清热柔肝，凉血止血。

方药：荷叶茅仙汤加焦栀子 10～15g，炒白芍 6～10g。

焦栀子清肝热而利三焦，炒白芍滋养肝木，肝得所养，木气条达，气郁解，火自降，火降气血随和，则溢出自止。

（3）阴虚肺燥

症见：鼻衄鼻燥，咽干，干咳少痰，唇舌樱红，舌红，苔光少津，脉细。

要点：咽干，唇舌樱红，舌红，苔光。

治法：养阴清热，凉血止血。

方药：荷叶茅仙汤加百合15g，花粉15g，清热养阴。血止热退加玄参15g，麦冬15g，天冬15g，滋阴益气。注意不可用滋腻之品，如熟地、酥龟板之类，以免恋邪。

（3）胃火炽盛

症见：鼻衄色鲜红，烦渴喜冷饮，口臭，大便秘结，唇红，舌红，苔黄，脉洪数。

要点：口渴，便秘，唇舌红，苔黄。

治法：泄热降火，凉血止血。

方药：荷叶茅仙汤加玄参15g，知母10g，酒大黄3～5g，牛膝10g，通腑泄热，使热从下而解；花粉10～15g，石斛15g，养阴生津。

（4）虚火上浮

症见：鼻衄血淡日久，面色㿠白，神疲，头昏耳鸣，腰膝酸软，唇舌淡，苔白，脉细。

要点：鼻衄日久，面色㿠白，头昏耳鸣，腰膝酸软，舌淡脉细。

治法：引火归元，益气摄血。

方药：荷叶茅仙汤加知母10～15g，黄柏10～15g，牛膝15g，引火归元；麦冬15g，生地15g，养阴补肾。病重者加童便100mL兑服。

2. 引药应用

（1）实热者可加用牛膝引热下行，或加黄连 6 ～ 9g，木通 10 ～ 15g，泻心与小肠经，以使热从小便而解。

（2）阴虚内热者，加童便为引，滋阴清热，凉血止血。

3. 外治法

（1）出血时，可捆无名手指（单侧鼻孔出血则捆对侧，双侧鼻孔出血则交替捆左右侧无名手指），10 分钟松 1 次，血止后停用。

（2）焦栀子研细末 10 ～ 15g，加凉水调匀或加面粉湿敷涌泉穴处，引热下行，又可防止死灰复燃。

（3）冷水毛巾贴额及后项，可加强止血之功。

4. 调理

（1）出血时，尽可能安静休息，不可再做剧烈活动，以免加剧出血。

（2）宜清淡饮食，忌食辛燥之品，以免生热助火，加重出血。夏秋之季可饮凉绿豆汤、酸梅汤清热解暑。

【案例】

梁某，女，4 岁。初诊：1987 年 3 月 4 日

反复鼻衄 1 月余，加重 5 天。1 月前无明显外因出现鼻衄，每次量多，势如泉涌，血色红，多次以药纱条填塞，其效不显。近 3 日来每天发作，伴鼻腔干燥，口干心烦，小便黄少。舌红，苔黄腻，脉数。

诊断：鼻衄

辨证：肺热壅盛

治法；清肺泄热

方药：荷叶茅仙汤加味

处方：

炒荷叶 30g　炒茅根 30g　炒仙鹤草 30g　荆芥炭 15g　黄连 6g　木通 9g　牛膝 9g　3 剂

水煎频服。外用生栀子 10g，打碎，调冷水敷涌泉穴。

复诊：鼻衄止，仍鼻干，原方加生地 10g，石斛 10g，养阴润燥。外用药停，服 4 剂而善后。随访 1 年未见复发。

（二）齿衄

齿衄是以齿缝或牙龈出血为主症的一种病证。本病同胃、肾两脏有关。肾主骨，齿为骨之余。《血证论》指出："齿虽属肾，而满口之中皆属于胃，以口乃胃之门户故也，牙床尤为胃经脉络所绕。"临证上最常见的有胃火上炎、虚火上浮两型。胃以降为顺，肾以藏为本。故治疗以清热泻火，或引火归元，凉血止血。

1. 胃火上炎

症见：牙龈出血，色鲜红，疼痛剧烈；口臭，口渴，或牙龈肿痛、溃烂，面红唇红，舌红苔黄，脉洪数。

要点：口渴，口臭，疼痛，血色鲜红，舌红苔黄。

治法：清胃泻火，凉血止血。

方药：荷叶茅仙汤加黄连 6～9g，生地 10～15g，石膏 15～30g，知母 10～15g，川牛膝 10～15g，焦栀子 10～15g，清热泻火，引热下行，凉血止血。

2. 虚火上浮

症见：牙龈出血，色淡红，不疼痛；腰膝酸软，舌淡少苔或无苔，脉细弱。

要点：血色淡红，不疼痛，舌淡少苔或无苔。

治法：引火归元，滋养肾水。

方药：滋阴止血汤

处方：

生地 15g　玄参 15g　知母 15g　石斛 10～15g　制首乌 15～30g
川牛膝 15g　三七粉 3～6g　骨碎补 30g　焦柏 10g

生地、玄参、石斛、骨碎补、首乌滋养肾水，焦柏、川牛膝引火归元，焦柏、三七粉活血止血。

【案例】

李某，男，12 岁。初诊：1987 年 4 月 3 日

牙龈出血年余。曾经某医院诊断为"牙龈溃疡"，经服用抗生素、维生素等药物治疗未效。症见面色㿠白，牙龈肿大，齿缝浸血，不痛；小便黄，舌淡少苔，脉细弱。

诊断：齿衄

辨证：虚火上浮

治法：引火归元，滋养肾水。

方药：滋阴止血汤

处方：

生地 10g　石斛 10g　知母 10g　骨碎补 30g　玄参 15g　制首乌
30g　川牛膝 10g　木通 10g　焦柏 10g　三七粉 3g（冲服）　3 剂

复诊：4 月 7 日

血止，面色微红，舌淡红，苔薄白，脉和缓。原方去三七、牛膝、首乌，加麦芽 15g，谷芽 15g，健脾善后。

（三）肌衄

肌衄是以血液溢于肌肤之间为主症的一种病证。《医宗金鉴》说："皮肤出血，为肌衄。"肺合皮毛，脾主肌肉，其症以皮肤、黏膜出现青紫、瘀斑为特点。本病病位在肺脾二脏，在肺者，多从外感邪热、疠气而来；在脾者，多为积热内蕴，伤及脉络，迫血妄行于外，或脾虚枢机失调，气不统血，运化不利，停滞为瘀，而离经外出。在肺属时令疾病，世有诸多论述，故不再赘。笔者在临床上治疗时紧扣"脾"与"气"二字。脾虚气虚，运化无力，停滞为瘀是其基本病机。补气健脾、利湿通阳、活血止血是其治疗关键。根据以上病机治则，拟定引血入络基础方治疗本病。

基本症状：皮肤或黏膜青紫或瘀斑，纳差，神疲，舌淡苔白，脉濡。

引血入络基础方组成：

黄芪 30g　郁金 15g　姜黄 10～15g　川红花 10g　三七粉 3～6g　沉香 3～6g　丹参 15～30g　木通 15g

方中黄芪补血摄血，刘完素说：黄芪"味甘，气温，平，气薄味厚，可升可降，阴中阳也"。郁金、沉香引气降气，与黄芪相配，条达气机，气和血外溢自止。姜黄、川红花、三七粉、丹参活血止血祛瘀，《本草纲目》谓："姜黄入心治血，兼入脾，兼治气，其兼理血中之气。"姜黄生肌止血，破恶血，治衄血吐血；丹参破宿血，生新血；川红花活血润燥；三七活血止血散瘀，四药活血养血而不燥。木通利水宣通脾阳，古人指出："通阳不在温，而在利小便。"脾为阴脏，又为湿土，最易为湿所困，木通利湿而振奋脾阳，脾旺则气机自调，血衄自止。本方以脾为着眼点，运脾益气，调理气机，活血止血。

随证加减：

（1）症见皮肤青紫者，加当归15g，炒白芍15g。

（2）若大便干燥者，去当归，加生首乌30～60g。

（3）若气虚甚者，去沉香、丹参，加苏条参10～15g。

（4）症见皮肤大片红斑者，加丹皮15g，生地15g，玄参30g，知母15g，紫草10g，凉血止血散血。

（5）皮肤瘙痒者，加蝉蜕15～30g，炒荆芥花10g，祛风止痒。

（6）出血严重者，加炒地榆15～30g，炒槐角10～30g，大蓟15～30g，小蓟15～30g，仙鹤草15～30g，止血。

【案例】

张某，女，7岁半。初诊：1987年8月19日

全身四肢发斑月余，无明显原因。于月前出现全身四肢发斑，初起暗红，逐渐变为乌黑色，略高出皮肤。曾在某医院诊断为"血小板减少性紫癜"，血小板计数58000/mm^3，经西医治疗无明显好转。现形体消瘦，精神不振，食欲下降，大便干，小便黄，舌淡、苔薄黄，脉弦数。据紫斑之颜色，乃知为气血不足，血热内伏之本虚标实证。当益气养血，凉血止血，佐以活血。

辨证：气血两虚，血热内伏。

治法：益气养血，凉血止血，佐以活血。

方药：荷叶茅仙汤加减

处方：

当归 15g　炒白芍 15g　赤芍 5g　条参 15g　黄芪 30g　三七粉 9g（冲服）姜黄 6g　红花 6g　炒荆芥花 9g　炒槐花 9g　炒蒲黄 9g　白茅根 30g　仙鹤草 30g　白薇 15g　木通 9g　7 剂

复诊：全身斑块明显好转，未再出现新斑，精神、饮食好转，血小板升至 76000/mm^3。前方去赤芍、红花、炒荆芥花，加党参 15g，牡蛎 30g，枳壳 6g，炒麦芽 15g，炒谷芽 15g，6 剂。

三诊：血小板计数 95000/mm^3，全身瘀斑消失，精神、饮食、二便均正常。以四君子汤加当归 15g，白芍 15g，黄芪 30g，调理气血，补益后天。3 剂而告痊愈。

（四）咳血

血由肺及喉上溢，经口咳出，以痰中带血，或痰血相兼，或纯血鲜红，间夹泡沫为特点的称为咳血，亦称嗽血。

咳血其病在肺，病机不外热伤肺络，血溢而外出。如《证治要诀·嗽血》所说："热壅于肺能嗽血，久嗽伤肺亦能嗽血。"《明医指掌·诸血证》说："咳血者，火乘金位，肺络受伤，故血从嗽而出也。"《景岳全书·血证·咳血论治》指出："凡病血者，虽有五脏之辨，然无不由于水亏，水亏则火盛，火盛则刑金，金病则肺燥，肺燥则络伤而嗽血。"我在辨证时，始终着眼热伤肺络的基本病机，治疗上则以清肺泻火、凉血止血为其大法，以荷叶茅仙汤为主方加减化裁。

咳血基本方：

荷叶 30g　白茅根 30g　仙鹤草 30g　三七粉 10 ～ 15g（冲服）大蓟 30g　小蓟 30g　炒地榆 15g　炒槐角 10 ～ 15g　橘络 10 ～ 15g　鲜

韭菜汁 100mL　童便 100mL

功能凉血止血，引血归经。

随证加减：

（1）咳血鲜红、痰中带血者为热伤血络，加焦栀子 15 ～ 30g，泻火凉血。

（2）苔光如镜，为热燥伤阴，阴虚火旺，加广明参30g，麦冬 30g，玉竹 30g，鲜石斛 15g，梨汁 100mL，滋阴、养血、凉血。

（3）咳黄痰者，为痰热壅肺，加煅花蕊石 30g，清热化痰。

（4）大便干结，为腑热上炎，加生首乌 30g，通大海 15g，火麻仁 30g，郁李仁 30g，通腑、滋燥、泻热。

（5）盗汗，为气阴虚，加黄芪 30g，北沙参 30g，补气补阴。

（6）午后潮热，双颧发热，五心烦热，为阴虚火旺，加沙参 15g，麦冬 15g，桑叶 15g，丹皮 6g，天花粉 15g，知母 10g，玄参 15g，沙蒺藜 15g，养阴清热，凉血止血。

【案例】

李某，男，21 岁。初诊：1985 年 5 月 12 日

咳血 3 天。3 天前，因感冒咳嗽剧烈，后出现咳血，先为痰中带血，后为鲜血，曾经某医院诊断为"支气管扩张出血"。症见咳嗽，咯血，色鲜红，动则加剧；神疲乏力，面色少华，纳差，两便尚可，舌红苔黄，脉数。

辨证：肺热壅盛

诊断：咳血

治法：清热泻肺，凉血止血。

方药：荷叶茅仙汤加减

处方：

荷叶 30g 白茅根 30g 仙鹤草 30g 炙冬花 15g 紫菀 15g 百合 30g 知母 15g 炒地榆 15g 炒槐角 15g 橘络 15g 三七粉 10g 炙枇杷叶 15g

兑童便 100mL 韭菜汁 100mL 2剂

复诊：1985 年 5 月 17 日

服药后，咳嗽明显减轻，咳血大减，仅偶见痰中带血，舌红、苔薄黄，脉和缓。原方加怀山 30g，白蔻 6g，百部 15g，健脾调理。

（五）尿血

尿血是指小便中混有血液，甚或伴有血块为主要症状的一种病证，亦称溺血、溲血。"痛者为血淋，不痛者为溺血"。

本病辨证着眼于"火"与膀胱、肾。正如《素问·气厥论》所说："胞移热于膀胱，则癃、溺血。"《金匮要略·五脏风寒积聚病脉证并治》谓："热在下焦者，则尿血，亦令淋秘不能。"《诸病源候论·虚劳尿水候》说："劳伤而生内热，血渗于胞故也。血得势而妄行，故因热流散，渗于胞，而尿血也。"在膀胱者，多由于邪热下移膀胱；在肾者，则为脾肾不固，虚火灼伤脉络所致。治宜因势利导，使热从小便而解。实证则利水泻热，虚则健脾固肾，如《医学入门·血类·溺血》云："暴热实热利之宜，虚损房劳兼日久，滋阴补肾更无疑。"

我在临证时，以荷叶茅仙汤为基础方，随证加减治疗尿血，取得满意疗效。

1. 邪热下移膀胱

症见：小便黄赤灼热，尿血色鲜红，心烦，夜寐不安，面赤，口疮，口渴，舌红苔黄，脉数。

治法：利尿泻热，凉血止血。

方药：荷叶茅仙汤加味

处方：

荷叶 30g　炒白茅根 30g　炒仙鹤草 30g　萹蓄 30g　瞿麦 30g　木通 10g　生地 10g　炒地榆 15g　炒槐角 15g　大蓟 30g　小蓟 30g　炒白芍 15g　炒荆芥 10g

在荷叶仙茅汤中，加萹蓄、瞿麦、木通、生地利水清热，因势利导，使热从小便而解；大蓟、小蓟、炒地榆、炒槐角、炒荆芥凉血止血；炒白芍滋阴养血，敛而不涩。

随证加减：

（1）心烦口渴甚者，为热扰心神，伤津，加黄连 5～10g，天花粉 10～15g，清热生津。

（2）尿中夹有血块者，为瘀血阻络，加桃仁 10～15g，川红花 5～10g，川牛膝 5～10g，活血止血。

2. 肾虚火旺

症见：小便短赤夹血，头晕耳鸣，神疲体倦，腰膝酸软，颧红，潮热，五心烦热，舌红苔少或苔光，脉细数。

治法：滋阴降火，凉血止血。

方药：荷叶茅仙汤加味

荷叶 30g　白茅根 30g　仙鹤草 30g　生地 15～20g　山茱萸 15～20g　骨碎补 15～30g　威灵仙 15g　大蓟 30g　小蓟 30g　炒地榆

15g　知母 15g　黄柏 15g　三七粉 10g　炒槐角 15g　茯苓 10～15g　白芍 10～15g　童便 100mL

方中加骨碎补、威灵仙补肾；生地、山茱萸、白芍滋补肝肾；茯苓健脾渗湿；知母、黄柏滋阴降火；大蓟、小蓟、炒地榆、童便凉血止血，引血归经；三七、炒槐角活血止血，使止血而不涩血。

随证加减：

苔白、食欲不振，乃湿困脾阳，加白蔻 6g，麦芽 30g，谷芽 30g，芳香醒脾。

【临证注意】

尿血是指小便中混有血液，或伴有血块为特点的一种病证。辨证治疗均离不开"火""膀胱""肾"三个方面。正如《证治汇补·尿血》说："胞移热于膀胱则尿血，是尿血未有不本于热者，但有各脏虚实不同耳。"实者为邪热下移膀胱，灼伤脉络，治疗应清热利尿，顺其势，使邪从小便而解；虚者多为肾虚火旺，灼伤肾络，治疗应滋阴降火。两证区别在于膀胱实热则尿血鲜红，心烦、面赤、口渴、舌苔黄或白；肾虚火旺，则症见头晕耳鸣，神疲，腰膝酸软，潮热，脉细数，少苔或无苔。

本病为"火"证，治疗用药以降火为要，实则清利，虚则引火归元，以治根本。本病不宜用收敛之品，以防闭门留寇，正如《医学心悟·尿血》中训示："凡治尿血，不可轻用止涩药。"

【案例】

林某，男，13 岁。初诊：1987 年 4 月 6 日

尿血一年余，曾经市某医院诊断为"肾小球肾炎"，中西药治疗疗

效不显。症见面色无华，神疲，饮食不佳，喜卧懒言，尿如洗肉水，时有腰痛，动则尿血，腰痛加剧，舌淡边有齿痕，苔白，脉细数。经查小便：红细胞（++++）、蛋白（++），可见大量透明管型及少许颗粒管型。

诊断：尿血

辨证：肾虚火旺

治法：滋阴降火，凉血止血。

方药：荷叶茅仙汤加味

荷叶 30g　白茅根 30g　生地 15g　焦栀子 15g　炒槐角 15g　炒地榆 15g　三七粉 10g（冲服）　山茱萸 10g　威灵仙 15g　知母 15g　焦黄柏 15g　3 剂

另以鲜韭菜汁 100ml、童便 20ml 同服。

复诊：4 月 9 日

服上药后，无肉眼血尿出现，饮食、精神好转，大便正常。小便化验：红细胞（++），蛋白（+）。

原方加黄芪 30g，再进 3 剂。

三诊：5 月 12 日

服药后，自觉症状消失。因经济困难未及时复诊。最近因受凉出现腰痛，但无血尿出现，精神、饮食均好，小便化验：尿色黄，红细胞（++），蛋白（-）。脉数，苔黄，舌微红。

原方加鲜车前草 30g，再服 3 剂。

四诊：5 月 19 日

服药后，精神、饮食基本正常，并能从事劳动。小便化验：尿色淡黄，未见红细胞。

为巩固疗效，宜益气健脾，上方去车前草，加广明参 30g，炒续断 30g，白蔻 6g，炒怀山药 15g，服 3 剂。至今痊愈无复发。

（六）吐血

血从胃中来，经口而出，常夹有食物残渣者，称吐血，也称呕血。《丹溪心法》说："呕吐血出于胃也。"《医学正传·血证》谓："从胃而上溢于口者，曰呕血。"过去有吐而有声者为呕血、无声者为吐血之分，但对辨证治疗均无实际意义。

本病辨证治疗需紧扣"火"与"胃"两点。火热犯胃，气机紊乱，胃络损伤，血妄行于外，上溢而出是本病的基本病机。降火泻火、凉血止血是其根本治疗法则。《素问·举痛论》："怒则气逆，甚则呕血。"《诸病源候论·血病诸候·吐血候》说："上焦有邪则伤诸脏，脏伤则血下入于胃，胃得血则闷满气逆，气逆故吐血也。"《血证论》指出："火热相搏则气实，气实则迫血妄行。""阳明之气下行为顺，所以上逆者，以其气实故也。""血入胃中，则胃家实，虽不似伤寒证以胃有燥屎有胃家实，然其血积在胃，亦实象也，故必疏夺其实，釜底抽薪，然后能降气止逆……惟有泻火一法，除暴安良，去其邪以存其正……胃气下泻，则心火有所消导，而胃中之热气亦不上壅，斯气顺而不逆矣。"我在临证均以"火"与"胃"为中心，参辨肝与肠胃的具体情况而分胃火炽盛、肝火犯胃、胃肠气弱三证治疗。

1. 胃火炽盛

症见：吐血黯红，大便色黑，或便秘，脘腹胀闷，或疼痛不止，口臭，舌红，苔黄厚腻，脉滑数。

治法：降逆泻火，凉血止血。

方药：荷叶茅仙汤加味

荷叶 30g　白茅根 30g　仙鹤草 30g　三七粉 15g　韭菜汁 100mL
童便 100ml　熟大黄 10g

同时可用红参 15g 煎水 100ml，兑服生大黄末 30g。

方中荷叶、白茅根、仙鹤草、韭菜汁凉血止血；三七活血祛瘀止
血；童便止血回阳去瘀；生大黄顺气降逆、泻火，用熟大黄有血"见黑
即止"之意，《血证论》称：大黄"有如将军，除暴安良，去其邪存其
正之功"。所以我在治疗吐血病时必用大黄。

随证加减：

口渴，舌红、少苔，为胃热伤阴，加麦冬 15g，石斛 15g，天花粉
15g，知母 10g，养阴清热。

2. 肝火犯胃

症见：吐血鲜红或紫黯，胁痛，口苦，心烦，失眠多梦，舌红，苔
黄，脉弦数。

治法：清泻肝胃，凉血止血。

方药：荷叶茅仙汤加减

荷叶 30g　白茅根 30g　仙鹤草 30g　熟大黄 10g　焦栀子 15g　车
前草 30g　龙胆草 15g　炒白芍 15g　韭菜汁 100mL　三七粉 15g

方中，用荷叶、白茅根、仙鹤草、韭菜汁凉血止血；大黄、焦栀
子、车前草、龙胆草清泻肝胃之火，顺气降逆；三七祛瘀止血；炒白芍

养肝敛肝。

若胁痛甚者，加郁金、炒香附，理气止痛。

3. 胃肠气弱

症见：吐血日久，或时有反复，血色黯淡；神疲心悸，面色㿠白，或解稀黑便，纳呆，舌淡，脉细。

治法：补脾健胃，益气摄血。

方药：荷叶茅仙汤加味

处方：

荷叶 30g　白茅根 30g　仙鹤草 30g　红参 15g　炒白术 15g　黄芪 30g　炒地榆 30g　炒槐角 30g　炒白芍 30g　白及 15g　蒲黄炭 30g

方中用荷叶、白茅根、仙鹤草、炒地榆、炒槐角凉血止血；蒲黄炭、白及涩肠止血；红参、黄芪、炒白术补脾健胃，益气摄血；炒白芍养血平肝以实脾土。

【临证注意】

吐血一证，辨证必着眼"火热犯胃"、气机紊乱两点。治疗上初期或实证多以热伤胃络、气机上逆为主，重在降火、顺气；病久或虚证多以气虚不摄血为主，重在补气、养血止血。但出血量多而急者，则不论虚实，均以降火、降气为主。

【案例】

陈某，男，19岁，工人。初诊：1987年5月6日

吐血半天。素有饥饿时上腹疼痛史。半天前因饮酒后出现吐血，吐出食物残渣及鲜血约100ml。症见吐鲜血，上腹疼痛，肠声咕咕可闻，

舌红，苔黄，脉浮数。

　　诊断：吐血

　　辨证：胃火炽盛

　　治法：清泻胃火，凉血止血。

　　人参15g，急煎兑服生大黄末30g，半小时1次，分2次服完。约4小时后解出稀黑大便数升，腹痛即止，吐血亦止。以归脾汤为善后，养心健脾，益气补血。处方：

　　潞党参30g　炒白术10g　云苓10g　黄芪30g　龙眼肉15g　炒枣仁15g　广木香6g　当归15g　炙远志10g　甘草3g

（七）便血

　　凡血从肛门排出，或便前、便后下血，或与大便混杂而下，均称为便血。古籍中又称便血为结阴、下血、肠风、脏毒等。如《素问·阴阳别论》所说："结阴者，便血一升，再结二升，三结三升。"《寿世保元·便血》谓："下血者，大便血也。"《济生方·肠风脏毒论治》指出："血清而色鲜者，肠风也；浊而色黯者，脏毒也。"

　　本病辨证治疗，应谨记"火"与胃、肠两点。邪热客于胃肠，胃肠气虚，损伤血络，则便血。《中藏经·卷上·第二十九》谓："热急则便血，又风中大肠则下血。"《诸病源候论》云："脏腑伤损，血则妄行，若胸膈气逆，则吐血也；流于肠胃，肠虚则下血也；若肠虚而气复逆者，则吐血、下血。""此由五脏伤损所为，脏气既伤，则风邪易入，热气在内，亦大便下血。"治疗宜以清热凉血止血、补气健脾为其大法。

　　症见：便血，大便不畅，或稀溏，或食少，体倦，心悸，舌淡，脉濡或细。

治法：清热凉血止血，补气健脾。

方药：荷叶茅仙汤加味

荷叶 30g　白茅根 30g　仙鹤草 30g　土炒白术 10g　土炒秦艽 15g
炒槐角 15g　炒地榆 15g　焦黄柏 15g　潞党参 15g　黄芪 30g

本方除荷叶茅仙汤、炒地榆、炒槐角凉血止血外，关键之品在土炒白术、土炒秦艽两味健脾祛湿，与潞党参、黄芪配伍补气摄血，调理气机。

随证加减：

（1）若大便不畅或干结者，加熟大黄 10g，通腑泄热。

（2）腹痛者，加广香 10g，枳壳 10g，行气止痛。

（3）苔黄厚腻者，为肠胃湿热，加木通 15g，茯苓 15g，泽泻 10g，淡渗利湿。

（4）黑便者，重用炒白芍 30g，蒲黄炭 30g，炒荆芥花 10g。

【案例】

陈某，男，10 岁。初诊：1987 年 10 月 6 日

大便经常带血，时有鲜血半年。经检查无肛裂、痔疮，饮食、精神、睡眠均如常。现大便血色鲜红，苔微黄，舌淡红，脉浮数。此乃肠风下血。

诊断：便血

辨证：气虚血热

治法：益气凉血

方药：荷叶茅仙汤加味。处方：

荷叶 30g　白茅根 30g　仙鹤草 30g　炒地榆 15g　炒槐角 15g　秦艽

15g　土炒白术 10g　明参 30g　黄芪 15g　蒲黄炭 15g　焦栀子 10g　4 剂

复诊：10 月 19 日

服上药后，血便已止，感觉时有心慌气短，其他正常。以扶正之法善后。处方：

明参 30g　黄芪 30g　丹参 15g　白术 9g　秦艽 10g　炒荆芥花 6g 炒白芍 10g　炙甘草 6g　炒怀山 15g　焦栀子 3g　炒地榆 10g　炒槐角 10g　当归 10g　4 剂

经随访至今未发。

二十五、痿证

痿证以肢体筋脉弛缓，软弱无力，日久不能自主运动而致肌肉枯痿瘦削为主要临床表现。痿证病位在筋骨肌肉，与肝、脾、肾三脏有关。此病多见于小儿，常出现在脊髓灰质炎和脑系发热后期；成人则常见于中风后遗症。痿之为病，可因肺热伤津，湿热浸淫，脾胃虚弱，肝肾亏虚。正如《素问》所说："肺热叶焦……则生痿躄也。"《景岳全书》认为："元气败伤，则精虚不能灌溉，血虚不能营养者，亦不少矣。"《临证指南医案》指出："痿乃肝肾肺胃四经之病。"

肺热伤津多为本病之前期，仅表现为肢体软弱无力，肌肉无明显萎缩，治以养肺生津润燥之常法、常方即可；当痿证悉具时，一般湿热浸淫与脾胃虚弱相同；更多见的证型是肝肾不足，筋脉肌肉失养，经脉不利，吾对此认识颇深。

我认为，肝肾不足者，多阴损及阳，表现寒热错杂，而不独为肝肾阴虚之候。临床常见四肢痿软，坐立不稳，四肢欠温，舌淡脉细。治当补益肝肾，强健筋骨。同时，不论何种痿证都应内外兼治。在筋痿与骨痿之中，应配合功能锻炼，以达到温经散寒、通阳除湿的目的，使气血条达，肌肉得以濡养，因为痿软肢体易被风寒湿邪所袭，进而穿经走骨。内服自拟补肾强筋之温经通络汤。

淫羊藿 15～30g　熟地 10g　骨碎补 30g　枸杞 15g　伸筋草 15g　舒筋草 15g　银花藤 30g　鹿角片 30g（先煎 15 分钟）

骨碎补可用至 60～80g，鹿角片可用 30～40g。

外洗方：

生麻黄 30g　川芎 30g　石菖蒲 30g　陈艾 30g　白芷 15g　羌活

巴蜀名医遗珍系列丛书

15g　荆芥 15g

另加大葱 60g　生姜 30g

后期着重以调理脾肾为大法，因为肾藏精，脾为气血生化之源。

处方：

潞党参 30g　黄芪 30g　苍术 9g　牛膝 15g　怀山药 15g　枸杞 15～30g　菟丝子 15g　益智仁 15g　巴戟 15g　肉苁蓉 15g　熟地 10g

【案例】

王某，男，2 岁。初诊：1989 年 1 月 5 日

热病后四肢不能举，渐至软不能履，坐立不稳。某医院诊为"小儿麻痹后遗症"。症见四肢不举、欠温，口角流涎，语言不清，面色无华，大便干燥，小便黄少，舌淡苔白，脉细，指纹不察。此乃肺热伤津，精血亏耗，不能下荫于肝肾，肝失血则筋失舒，肾失养则骨失强。治宜补肾强筋，佐以清热燥湿。补肾强筋，方用温经通络汤加味。处方：

鹿角片 30g　淫羊藿 15～30g　熟地 10g　骨碎补 30g　枸杞 15g　伸筋草 15g　舒筋草 15g　银花藤 30g　菟丝子 15g　破故纸 15g　安桂 6g　牛膝 10g　焦柏 12g　苍术 9g　白蔻 6g　连翘 9g　6 剂

同时辅以外洗方

复诊：1989 年 1 月 20 日

服上方后脚力有增，但脚部浮肿，按之凹陷；夜啼，便溏，舌尖红，苔黄厚。痿证因肝脾肾虚损，脾失健运，不能升清降浊，亦不能通调水道。故治当燥湿醒脾，恢复脾胃功能。处方：

黄连 6g　橘络 15g　丝瓜络 30g　竹茹 10g　薏苡仁 30g　茯苓 15g　陈皮 10g　白蔻 9g　谷芽 30g　麦芽 30g　木通 10g　连翘 10g　4 剂

1 剂服 3 天，每日服 4 次。两便正常即服初诊方。外洗同前。

1月后三诊：脚肿消尽，脚力更增，扶杖可站立，两便正常。初诊方重加枸杞，补养肝肾以益精血。6剂。

以后随访，痿证明显好转，巩固治疗。

【临证注意】

痿之辨治非一脏一腑、一个病机、一种病性可以概括治之，需细心辨证，追本求源，随证变化，坚持服药，内外兼治，配合功能锻炼，饮食调补，方可取效；并需慎避风寒，防止复发。

二十六、痴呆

痴呆是指神智失聪的一种慢性而难治之疾病，轻者智力落后，反应迟钝而称"痴呆"；重则智力缺陷，生活不能自理，亦称"白痴"。小儿痴呆的发生多见于先天大脑发育不全，后天则常见于感染性脑系热病或产伤颅内出血。了解和认识本病是贯彻计划生育和优化人口素质的需要。

有关本病专论较少，明代张景岳《景岳全书·杂证论》始有"癫狂痴呆"专论。清代陈士铎《辨证录》亦立有《呆病门》，对痴呆病症状描绘甚详，并从先天和后天因素分析了本病成因。

1. 先天因素

精血失和，胎养不慎，是先天性痴呆的主因。《奇效良方》说："小儿所禀形质寿命长短者，全在于精血，二者和而有妊……聪明愚智，皆以预定。"说明父母精血、胎养，特别是精血充沛与否与本病有关。该书还指出："……合男女必当其年，虽男子十六而精通，必三十而聚；女虽十四而天癸至，必二十而嫁，此皆阴阳之气充实，然后合交，则交而孕，孕而为子，坚壮长寿。今未笄之女，天癸始至，已近男色，阴气早泄，未完而伤，未实而动，是以交而不孕，孕而不育，育而子脆不寿。"实为古代优生学的精髓。此外，若妊娠堕胎，或妄投毒药，也可能损伤精血胎气，影响胎儿心脑脏腑、四肢百骸的正常发育。

2. 后天因素

痴呆主要表现在智力和语言迟钝上，中医书籍中一般归纳在"语迟门"中，认为是心脑二脏受损，阴阳二气不和而成。《内经》认为"心藏神""其声言"，头为精明之府，脑为元神之府，脑髓不足则神智失聪。《小儿卫生总微论方》也说："心气怯者，则性痴而迟语。"《诸病源候论·小儿杂病诸候·惛塞候》也指出："人有禀性阴阳不和，而心神惛塞者，亦有因病而精采音钝，皆由阴阳之气不足，致神识不分明。"此外，分娩难产、窒息缺氧、颅脑损伤出血、食物中毒、脑系感染热病、癫痫屡发不愈，均可引起痴呆。

辨治痴呆先要分清先天和后天而得。先天者，治之较难，时间较久；后天者，若病程短，抓紧时机，疗效较为满意。

3. 临床要点

（1）轻者　生活尚可自理或勉强自理，能从事简单游戏劳作。记忆力差，反应迟钝，举止粗鲁，学习成绩低劣。望之可有头形短小，眼球突出，两眼外侧高而内侧低，两眼距离较远，鼻根低平，常半张口伸舌，流涎，或轻症五软，此类多系先天性痴呆。后天者，则神智呆滞，反应迟钝，生活自理能力差。

（2）重者　智力缺陷，生活完全不能自理，饥饱不知，两便不晓，完全需人照顾，不能接受教育，明显失语。

痴呆无论轻重，舌脉均无明显表现。

4. 治疗

均应补益心肾，填精养髓，佐以益气养血。用药草木之品与血肉之味同选，以益智聪明方为膏或为丸长期服用，一般服用半年为1疗程，可重复2～3个疗程。

巴蜀名医遗珍系列丛书

处方：

太子参 30g　熟地 15g　枸杞 30g　石菖蒲 15g　炙远志 15g　杭巴戟 15g　肉苁蓉 15g　桑椹 30g　破故纸 15g　山茱萸肉 15g　黑芝麻 30g　胡桃仁 30g　安桂 10g　黄连 5g　炒怀山 30g

随证加减：

（1）体虚者，加鹿茸粉 30g，紫河车粉 30g。

（2）神智昏蒙者，加用通关开窍方吹鼻。方药组成及用法：麝香 1.5g，白芷 3g，牙皂 5g，共为细末。每次用 0.5g，每日 1～2 次，或兑服苏合香丸。

5. 护理要点

坚持服药，生活规律，耐心启迪教养，切忌嫌弃、辱骂、恐吓，如是可望神智有所恢复，生活基本自理。

二十七、胸痹

胸痹系指胸部闷痛，甚则胸痛彻背、短气、喘息不得卧为主症的一种疾病。本病多见于现代医学的冠心病、高心病；肺心病等心血管疾病。

1. 临床要点

《金匮要略》指出："夫脉当取太过不及，阳微阴弦，即胸痹而痛。所以然者，责其极虚也。今阳虚知在上焦，所以胸痹心痛者，以其阴弦故也。"其所谓"阳微"，我理解为上焦心肺阳气不足；所谓"阴弦"，是指下焦肾脏之阴寒太过。《千金方》说："寒气卒客于五脏六腑，则发卒心痛胸痹，感于微寒则为咳，甚者为痛，为泄。"我在学习领会前人对胸痹病因病机认识的基础上，结合多年临床观察实践所得，认为上焦阳气不足，下焦痰饮浊阴乘虚而居胸阳之位，或阴寒之邪内侵，致胸中清旷之区闭塞，胸阳不展，经脉凝滞，乃是本病病因病机之关键。阳虚阴盛，本虚标实，虚实夹杂为本病的病理特点。

2. 辨证论治

胸痹系发作性疾患，缓解期以阳虚表现为主，症见心悸、短气、四肢欠温、倦怠乏力等本虚之候；急性发作期，以胸痛、胸闷、气急、唾吐痰涎、唇甲青紫等标实之候为主。故阳气不足、经脉滞凝为本病辨证之枢机。笔者治之则以益气温阳活血为常法。自拟宣痹汤为基础方，再据病情需要，随证加减，灵活应用，每获良效。宣痹汤组成：

太子参 30 ～ 60g　苏叶 10g　当归 10g　桂枝 3 ～ 6g 麦冬 10g 黄连 3 ～ 6g　川芎 3 ～ 6g　丹参 30g　郁金 10g　玉竹 15g　附片 5 ～ 10g（先煎半小时）

本方以桂枝温通心阳，附片温肾散寒，太子参、麦冬、玉竹益心、脾、肺之气，郁金、苏叶行气宽胸解郁，川芎、当归、丹参活血通络，黄连少许以防桂枝、附片辛燥。全方共奏温阳益气、活血宽胸之功。

随证加减：

（1）若兼头晕、胸闷、气短痰多、食欲不振、倦怠无力、苔白腻、脉沉滑者，为痰浊壅塞，去附片、麦冬、玉竹，加瓜蒌 10g，薤白 10g，半夏 10g，白蔻 6g，橘络 15g，旋覆花 15g。

（2）若兼见呕吐痰涎、眩晕不适者，为饮邪上泛，选加茯苓 10g，姜半夏 10g，旋覆花 10g，细辛 3g，陈皮 10g。

（3）若兼见胸部胀痛、痛处不移、气短、脉弦涩者，属气滞较甚，去附片，加香附 10g，香橼 10g，橘络 15g，沉香 6g，檀香 3g。

（4）若兼见心胸刺痛、痛处不移、舌紫暗者，属瘀血阻滞，加姜黄 15g，香附 15g，檀香 6g。

（5）若兼见脘闷不适、纳呆、腹胀者，属脾湿不化，加白蔻 6g，草果 10g，苍术 10g。

（6）脉结代者，加大枣 15g，炙甘草 10g。

（7）脉缓者，泡服自拟温阳汤，以桂枝 3g，当归 5g，麦冬 10g，川芎 3g，炙甘草 3g，温阳养心通脉。每日 1 剂，作茶饮。

【案例】

（1）叶某，男，62 岁。初诊：1986 年 9 月 10 日

发现高血压 2 年，伴心前区反复疼痛半年。时有压迫感或刺痛，心慌气塞，头昏眼花，左侧有麻木感，眠差梦多，下肢微肿发麻，体重进行性增加（近 3 月体重由 83kg 增至 88kg）。经某医院作心电图所示：不完全左前半支传导阻滞，心肌广泛缺血；诊断为高血压、冠心病。西药治疗效果不理想，希望中医治疗。查其舌质淡胖嫩，苔厚腻，脉缓弱乏力。

诊断：胸痹

辨证：胸阳不振，痰浊阻滞。

治法：温通心阳，豁痰下气，开胸散结。

方药：宣痹汤去附片、麦冬、玉竹，加瓜蒌、薤白、半夏、茯苓皮。处方：

太子参 30g　苏叶 10g　当归 10g　桂枝 6g　川芎 6g　丹参 30g　郁金 10g　黄连 6g　茯苓皮 30g　瓜蒌 10g　薤白 10g　半夏 10g

另泡温阳汤，频饮。

服 3 剂后，下肢肿消，胸痛等症状减轻，舌苔化厚腻为薄白，脉缓有力，但纳呆。继以原方去茯苓皮，加白蔻 6g。服用 3 月余。诸症消失，体重由 88kg 减至 82kg，心电图所示：心肌缺血改善。随访 3 月，未见复发。

（2）曾某，女，50 岁。初诊：1986 年 4 月 17 日

频发心悸气紧 5 年。时感胸中闷痛，纳呆神疲，脘胀腹胀，面色萎黄无华，舌淡苔白腻，脉结代而缓。心电图提示：左前半支传导阻滞，室性早搏。此乃脾阳不运，痰浊内生，阴邪内盛，阳气益虚，心阳被遏所致。治宜运脾阳以化湿浊，温心阳以通脉痹。处方：

桂枝 9g　川芎 6g　太子参 30g　苏梗 9g　陈皮 6g　草果 3g　白蔻 6g　云苓 9g　郁金 9g　黄连 3g　丹参 15g

服上方 6 剂，诸症减轻。上方加丝瓜络 15g，再进 6 剂，诸症大减。又加减治疗 1 月，诸症消失。随访至今未见复发。

二十八、解颅

解颅是以颅缝裂开，叩之呈鼓壶音，目珠下垂犹如落日状为特征的一种病证。多发生在2岁以内的小儿。如《诸病源候论》所说："解颅者，其状小儿年大，囟应合而不合，头缝开解是也。"现代医学谓之"脑积水"。

解颅与先天肾气亏损有关，主要责之于肾，与髓路受阻、水火上干，亦有密切关系。正常小儿颅缝大都在出生后半年时骨化，前囟在 $1 \sim 1\frac{1}{2}$ 岁时闭合，后囟于初生时或闭或微开，最迟在2岁时也应闭合。如胎元怯弱，禀赋不足，肾气常虚，脑髓不充，故致头颅开解，头缝四破。《保婴撮要》指出："肾气怯则脑髓虚，而囟不合。脑为髓之海，脊为髓之路，上下相贯，百合相通。如风邪扰及肝肾，入于骨髓，水不胜火，火气上蒸，伏于脑海，脊髓之路受阻，清阳不得上升，浊阴不得下降，清浊相混，髓热脑火，颅骨自破而成解颅。"如《幼科发挥》说："脑者髓之海也，肾主骨髓，是有伏火，故髓热而破。"《育婴家秘》说："水不胜火，火气上蒸，其髓则热，髓热则解，而头骨复分开矣。"

解颅的治疗，常以补肾泻火、升清降浊、行气利水为主要治法。辨证要点为：头颅开解，囟门宽大，额突颔缩；眼楞紧小，目珠下视，白多黑少；发育迟缓，神志痴呆；或腰膝软弱，面白唇淡，或火热上冲，囟肿，便秘，唇赤舌红。常以《伤寒温疫条辨》升降散加熟地、枸杞、菟丝子、补骨脂、瓜蒌、泽泻、姜黄、郁金、车前子、通草治之。

方中蝉蜕、僵蚕酒炒，取其发散以升清气；大黄苦寒直下，以降浊气；熟地、枸杞、菟丝子、补骨脂补益先天亏损；车前子、泽泻通利水湿；用大黄、通草以泻后天火热之实；姜黄破血行气，助瓜蒌、通草通行经络。肾阳虚者，加鹿角片；火热甚者；加黄柏、知母、牛膝。

另效先师谢铨镕经验方及我的临床，用新外敷法方：

泽兰 30g　姜黄 30g　丝瓜络 30g　蜂房 60g　川红花 10g　花通 30g

共研末，加白酒 15ml，童便 50ml，水适量，面粉 9g，冲制成糊状。剃净头发，敷于枕、颞、顶、额部及太阳穴，再以纱布紧束，以合为度，每日 1 换，以此祛风通络，行气活血。

【案例】

林某，男，1 岁。初诊：1977 年 2 月

患儿头大异常（头围近 56cm），头颅裂缝，头皮光，青筋暴露，神志痴呆，颈软无力，额伸颔缩，目睛上吊，面色㿠白，舌红苔黄，指纹达气关。某医院诊断为"先天性脑积水"，多方治疗无效，故来求医。处方：

僵蚕 15g　蝉蜕 5g　姜黄 6g　杏仁 6g　厚朴 6g　藁本 6g　瓜蒌 12g　生大黄 6g

每两日 1 剂内服。外敷药如前所述。治疗 2 月，服 30 剂后，精神好转，饮食增加，头围缩至 48cm，颅骨裂缝消失，头发增多，颈项不软，喜玩耍，两便正常，智力、神志如常儿。

【临证注意】

解颅治疗多见虚实错杂，虽以肾虚为主，而不能拘于补肾一法，应紧扣清阳不升、浊阴不降，阴阳道路不通之病机，采用补虚泻实、通行经络之法。

二十九、疝气

疝气亦名走肾，是指睾丸、阴囊肿胀疼痛或腹中攻逐作痛，牵引上下、脐部突出的一类疾病。最常见的有阴囊疝和脐疝。它包括现代医学的腹股沟斜疝。阴囊病变等。本病常见于婴幼儿。

中医早在《内经》就有七疝记载。《儒门事亲》论七疝为寒疝、水疝、筋疝、血疝、气疝、狐疝、癫疝，其中对狐疝的描述似阴囊疝："狐疝状如瓦，卧则入小腹，行立则出小腹入囊中。狐则昼出穴而溺，夜则入穴而不溺。此疝出入上下往来与狐相似，故名。"

疝气的病因乃系胎中所病，先天禀赋不足。如母体高年妊娠，或素体多病，或环境改变，或用药不当等引起胎儿腹壁肌肉和筋膜发育不全而筋脉松弛；有后天因素如咳嗽、啼哭、便秘等诱因，迫使气血下坠，小肠钻入囊中而成本病。正如《医学入门》所说："气疝，上连肾俞，下及阴囊，得于哭、忿怒，气郁而胀，或劳役、坐马致核肿胀。"小儿脾常不足，中气下陷，加之寒凝气滞是本病的基本病机。

疝气的治疗我常以温通散结、疏肝理气为主，佐以升阳举陷，内外兼治。

内服方：温经消液汤

小茴香9g　金铃炭10g　吴茱萸5～10g　天台乌6g　炒香附10～15g　广木香6g　青皮9g　柴胡9g　炙升麻10g　泽兰30g

方中小茴、吴茱萸是治疝专药，温肝肾，祛寒邪，配天台乌、金铃炭治寒疝；炒香附、木香、青皮疏肝理气，气行则寒散；炙升麻、柴胡助中气，升阳举陷；泽兰温经通络，行水消胀。

外治方：温经消液散

巴蜀名医遗珍系列丛书

小茴香 30g　吴茱萸 15g　陈艾 30g　石菖蒲 30g　陈　皮 15g　官桂 15g

上药共研为末后，熬水泡洗两侧小腹及阴囊部，每日 2 次，每剂洗 2 天。每晚必泡洗 1 次，逐渐加热，勿使感冒。

【案例】

程某，男，6 岁。初诊：1989 年 5 月 8 日

阴囊肿胀半年余，每因啼哭、运动或咳嗽加重。曾经某医院诊断为"睾丸鞘膜积液"。阴囊部逐渐肿大，疼痛加重，甚则面色发青，令其手术，家长不愿而求治于我。望之右侧阴囊肿大，皮色光亮，卧则入于小腹，行立则出小腹入囊中；面青少华，舌淡苔白，脉迟。诊断为寒凝气滞之疝气。治以温通散结，疏肝理气，佐以健脾升阳。处方：

吴茱萸 3g　炒小茴 10g　金铃炭 15g　天台乌 3g　广香 6g　炒香附 10g　炙柴胡 10g　炙升麻 6g　炒麦芽 30g　炒谷芽 30g　紫苏 10g　白蔻（打碎）6g　连翘 9g　2 剂

外治方用温经消液散，1 剂。

复诊：5 月 25 日

服上方 4 剂和外洗后，阴囊肿胀消失，痛止，仅在下半夜阴囊及四肢发凉。宜加强益气通络之品。处方：

潞参 15g　橘络 10g　青皮 6g　陈皮 6g　炒香附 15g　吴茱萸 6g　炒小茴 12g　天台乌 6g　炙柴胡 9g　炙升麻 9g　黄连 3g　连翘 12g

2 剂而愈。随访至今未见复发。

【临证注意】

治疗疝气，一般主要采用健脾益气升阳，以其多为中气下陷，故常采用补中益气汤。我则认为脾虚中气不足仅是本虚的一面，标实则更为

突出，这就是寒凝气滞。治疗采用温通散结、疏肝理气，常可取得良效；佐以升阳举陷效果更佳。从肝论治的理论依据是经络学说。足厥阴肝经沿腹部内侧进入阴毛中，绕过阴部，上达小腹，与肝相表里的足少阳胆经亦出于少腹两侧，经过外阴毛际。疝气的病位主要在两侧少腹和阴囊（外阴）部，故从肝经论治。

巴蜀名医遗珍系列丛书

三十、小儿厌食症

小儿厌食症是儿科临床常见病，以不思乳食，见食不贪，伴随体重下降、汗多、发稀、色黄不泽、易感冒为特征。因小儿厌食常与各种疾病合并出现，儿科方书中未列专门病种。鉴于本症在临床上较为多见，故单列一症讨论，并将我五十余载治疗本症的经验分述于下：

1. 病因与诊断

（1）饮食不调，喂养不当　由于父母缺乏育婴保健知识，片面追求蛋白质、脂肪等高营养滋补食物，超越了脾胃正常运化能力；或过分溺爱子女，乱投杂食，经常糖果糕点不离口；或投其所好，养成偏食的习惯，当食不食，破坏了饮食生活规律，使胃肠功能极度混乱。

（2）药物影响　小儿口服红霉素、螺旋霉素、麦迪霉素及磺胺类药物，时间过久，用量过大，恶心呕吐，引起厌食；又有黄连、黄芩、黄柏、龙胆草、石膏等大寒大凉之药使用失度，或妄用人参、生地、熟地、大枣、龙眼肉等滋腻之品，皆可损伤脾阳，使气化健运功能失调。

（3）脾胃虚弱　小儿素体禀赋太差，脾常不足，脾胃受纳和运化功能不足，出现长期食欲不振、面色萎黄、汗多、羸瘦之症，易患感冒和支气管炎，有明显抗病能力差的征兆。

（4）疾病影响　高热、湿热、羁热、咳嗽、腹泻、痢疾等多种病中或病后，多出现厌食。有的属于邪热伤阴，胃阴不足，常伴有大便秘结；有属病邪留恋中脘，脾胃运化功能障碍；有属中虚不食，在临床当审证求因而论治。

小儿厌食和饮食积滞，两疾同属脾胃疾患，但在治则上差异悬殊，临床不可不辨。饮食积滞除食欲不振、乳食减少外，常见胃腹胀满、腹痛、食后易呕吐等症状；厌食症则无腹胀腹痛。本症患者可查微量元素，有助于诊断和验证治疗效果。

2. 辨证与治法

小儿厌食症辨证治疗的关键在脾胃。《幼幼新书·乳食不下第十》指出："脾脏也，胃腑也，脾胃二气合为表里，胃受谷而脾磨之，二气互调，则谷化而能食。"又该书《肌肤羸瘦第十二》云："儿羸瘦，不生肌肤，皆脾胃不和，不能饮食……"因此，厌食症发病机理主要是脾胃功能障碍。根据临床表现，主要分为以下几种类型：

（1）脾胃不和　本证临床最为多见。证见不思乳食或饮食无味，拒进饮食，较大儿童平时若饮食稍多，即脘闷作恶，大便不调，时干时稀，形体消瘦，面色无华，精神状态一般无特殊异常，舌苔腻，舌质淡红。治法：以和胃醒脾为主，佐以消导。用自拟和胃醒脾消食方。

方药：

广藿香 10g　炒陈皮 6g　云茯苓 15g　炒麦芽 15g　苍术 10g　白蔻 5～10g　山楂 15g　神曲 15g　鸡内金 10g　枳壳 10g　槟榔 10g

本方以藿香、苍术、白蔻为主药，重在健脾化湿，和胃醒脾，加理气助运药，健中有消，具有开胃醒脾和运脾之功。苍术气味芳香，并非刚燥，且含有营养成分，临床我多偏用之。若伴有腹胀痛者，加广木香 6～9g，厚朴 6～9g；呕吐加姜汁竹茹 9～12g；厌食顽固者，配合小儿推拿。

（2）脾胃虚弱　症见不思饮食，饮食无味，或进食少许即泛泛欲吐，大便稀，伴有不消化食物，形体较瘦，精神较差，面色无华，四肢欠温，舌苔薄白，舌质淡，脉无力。治法以健脾益气，和胃助运为主。常用方为异功散加减。

方药：

泡参15g　炒苍术9g　云苓9～15g　炒陈皮6g　怀山药9～15g　炒扁豆9～15g　砂仁5g　白蔻仁5g　山楂15g　神曲15g　炒麦芽15g

本方补而不滞，对脾虚胃弱而兼有气滞、食滞者较为适宜。此类病例不能过分强调"虚者补之"，恐其呆胃。运用泡参、苍术等健脾的同时，应同样注重和胃助运。若伴有汗出过多者，属气虚卫外不固，加黄芪15～30g；若脾胃虚寒、脚冷、大便不化者，加良姜3～6g。

（3）胃阴不足　症见不思乳食或饥饿不欲食，口渴喜饮，皮肤干燥，手足心热，大便干结，形体消瘦，唇红，舌质红苔少、间有剥落苔，脉细。治法以滋养胃阴为主。方用益胃养液汤。

方药：

北沙参15～30g　麦冬10～15g　玉竹10～15g　通大海10g　乌梅9～15g　山楂15g　神曲15g

本方清而不滋，养胃生津而不碍脾阳。若见脾阳不足者，用怀山药以补益之。

小儿厌食，脾胃虚弱，服药不易下咽，可佩戴中药健胃神奇药袋（白蔻、香附等）以芳香醒脾、开胃进食。

【案例】

（1）黎某，男，$1\frac{5}{12}$岁。初诊：1989年1月21日

患儿不思乳食2月有余。曾多方医治，服过多种开胃中药以及开胃的糖浆未能奏效。患儿每日进食量约400ml牛奶，见食不贪，有时甚至拒绝进食。患儿除形体偏瘦外，其他无特殊异常，两便正常，精神状态正常，舌苔薄白微腻，指纹淡。辨证脾胃不和。予以和胃醒脾消食方。处方：

广藿香10g　炒陈皮6g　云茯苓10g　苍术10g　砂仁6g　白蔻仁6g　山楂10g　神曲10g　鸡内金10g　炒麦芽15g　枳壳10g　槟榔10g

复诊：1989年2月10日

服药2剂后，食欲大增，已停药数日。后因外感风寒前来就诊，遂以祛风止咳方药治之。

（2）魏某，女，5岁。初诊：1989年2月7日

患儿厌食1年多。曾服开胃药30余剂，效果不佳。自觉饮食无味，不思饮食，食物含在嘴里久久不愿咽下，有时整天不饥，不思饮食，大便常夹有不消化残渣，面色萎黄，精神较差，易感冒，舌淡苔薄白，脉弱。证属脾胃虚弱。处方：

泡参15g　黄芪9g　苍术9g　云苓15g　炒陈皮6g　炒怀山15g　炒扁豆15g　砂仁5g　白蔻仁5g　山楂15g　神曲15g　炒麦芽15g　炒谷芽15g　2剂

配合腹部推拿和提脊疗法。

复诊：1989年2月11日

服药后胃纳增加，大便逐渐成形。原方续服3剂。2月20日随访，

患儿食量明显增加，药已停服。

（3）程某，男，8个月。初诊：1989年3月

患儿不思乳食1月余，面黄肌瘦，并伴有轻微呕吐，夜啼，经中西药多方治疗无效。患儿舌淡苔白腻，指纹淡，两便正常。治以醒脾开胃。处方：

苏梗6g　广藿香3g　陈皮3g　云苓3g　厚朴3g　苍术6g　白蔻3g　枯苓6g　鸡内金9g　炒怀山10g　山楂10g　神曲10g　连翘6g　炒麦芽15g　炒谷芽15g

复诊：1989年5月25日

患儿因湿疹来诊治。家长告知上次健胃药服2剂后就痊愈了，体重增加了10余斤，近来更加活泼，乳食佳。

3. 预防与护理

人的生存赖于气血，气血来源于水谷，水谷的纳量靠脾胃。小儿厌食，脾胃功能障碍，生长发育受到严重影响，必然出现羸瘦，体重下降，大脑发育迟缓，智力低下，抗病能力明显减弱。为了促进儿童的健康发育，预防和护理需注意以下几点：

（1）注意合理喂养，调节饮食　食物要粗粮、细粮、荤菜、蔬菜、水果、豆制品适当调配；注意食品新鲜，制作多变花样，使小儿乐于接受，增进食欲；对顽固性厌食患儿应遵循"胃以喜为补"的原则，以患儿喜爱的饮食来诱导开胃，暂不考虑其营养价值如何，待食欲增进再作妥善安排。

（2）中医主张"乳贵有时，食贵有节"　提倡"若要小儿安，常带

三分饥与寒"。小儿不食不可用打、骂等方法强迫进食。饭前吃糖果、零食，尤其是巧克力、麦乳精、奶糖都会引起小儿厌食，故应注意建立起良好的饮食习惯。

（3）小儿患病不可妄自投药　勿滥用抗生素、磺胺类药物，对苦寒滋腻的中草药，要适可而止，防止过量。

此外我还为小儿厌食配制了宝儿糕，具有健脾胃消食积、增进食欲、改善消化吸收的作用，是增强体质、促进发育且又为儿童喜好的保健佳品。

巴蜀名医遗珍系列丛书

三十一、初生儿大便不通

初生儿大便不通，亦名"锁肚"，是指出生后 2 天以上不大便者。正常初生儿 24 ～ 48 小时内当自行排便（即胎粪），每天 2 ～ 4 次不等，颜色初为暗绿色，以后逐渐变成赤褐色；量初少黏液，无特殊气味，以后随乳汁吸入，便量日增而黏液减少，并有酸臭味。若婴儿初生时排泄大便，以后便秘者，不属此节讨论范围。

此病的发生，与年长儿和成人的大便不通不同，多由先天禀赋差异而成，也与腑热、气滞、津枯有关。其一，热毒壅结。由于孕妇过食辛热、香燥的食物，热毒壅结，化为胎热，遗于胎儿，热结肠胃，阴液受灼，肠道失于濡润，气滞不行，传导失职。正如《诸病源候论》所说："小儿大便不通者，脏腑有热乘于大肠故也。若三焦五脏不调和，热气归于大肠，热实故大便燥涩不通也。"又如《证治准绳》所言："不大便俗称锁肚。由胎中受热，热毒壅盛结于肛门闭而不通，无复滋润所以如此。"其二，禀赋不足。由于禀赋不足，元气虚惫，气血俱弱。气弱则运化失职，疏泄失司，气机不降；血虚则无以濡润，肠道燥盛，粪垢不下，气积于内，腹胀满，大便不下。其三，肛门内合。由于肠道发育畸形，谷道狭窄或闭锁，致大便不下。如《医宗金鉴·幼科心法要诀》说："小儿初生肛门内合有二，一者热毒太盛，壅结肛门；一者脂膜遮瞒，无隙可通。"又如《幼幼集成》指出："有生下无谷道者，乃肺热闭于肛门。"说明热毒干扰胎元，是畸形发育的原因之一，当手术治之。

在当今"一对夫妇只生一个孩子"之时，"锁肚"一证的先天禀赋不足和肛门内合日渐减少，而以热毒壅结者居多。其大便不通是主症，可兼有肠腑气滞之腹胀、哭闹不安，胃气不降的呕吐，肺气不降之喘闷，另有面赤唇红、舌红、苔薄黄或黄腻、指纹紫。治宜清热通腑，行气润燥。观古人和今人，多清热通腑，或佐行气导滞，或佐润肠，用药或生大黄单用，或用一捻金、黑白散之类，或合以人参或加少许蜜糖，无一不是通腑、行气、润燥溶于一方之中。吾常如此用之，疗效甚佳。

【案例】

王某，男，7天。初诊：1989年3月15日

代诉：7天不便。先后在某医院检查，无先天性肠道畸形和闭锁，用开塞露塞肛、肥皂水灌肠、番泻叶泡水服，均未见效。患儿全腹胀隆，腹壁红肿，满闷喘促，食则呕恶，终日啼哭不休，辗转反侧，面赤唇红。

此乃肠热灼津，大便秘结，肠腑排泄不出，便滞气郁。治以通腑清热，行气润燥。用通锁汤治之。处方：

生大黄6g　熟大黄6g　九制香附10g　蜂蜜两汤勺

煎汤频服。

3小时后，一剂未尽而大便已通。共4～5次后，腹胀喘闷消失，平静安睡，后以糖水、乳汁喂养以助恢复而愈。

按：通锁汤乃自制验方，以生大黄、熟大黄通腑泻热，荡涤肠腑，为方中主药；九制香附行气消胀，助生大黄、熟大黄泻实之力；蜂蜜润滑肠道，以利燥屎下行。如此推波助澜，攻下而不伤正气，照顾了小儿脾胃薄弱、机体稚嫩的特点。对于年长儿阴虚内热致燥者（长期便秘），则以"增水行舟"，润肠通便为治法。常用药物如下：

玄参5～10g　麦冬5～10g　通大海5～10g　当归3g　郁李仁15g　火麻仁15g

水煎，加入蜂蜜适量。

巴蜀名医遗珍系列丛书

三十二、痫证

痫证，又名"癫痫"，俗称"羊痫风"，是一种发作性神志异常疾病。其以突然仆倒，昏不知人，两目上视，肢体抽搐，惊瘈啼叫，喉中发出异声，片刻即醒，醒后一如常人为主要临床特征。该病发作时具有突然性、暂时性、反复性、自限性和易变性五大特点，表现为运动、感觉、行为、知觉或意识的障碍。

该病最早见于《五十二病方》。中医历代医家及著作对本病的主要症状、发病过程、起病突然和具有反复性等特点，均从不同方面作了描述。《证治准绳·癫狂痫总论》说："痫病发则昏不知人，眩仆倒地，不省高下，甚而瘛疭抽掣，目上视或口眼㖞斜，或作六畜之声……将醒时吐涎沫，醒后又复发，有连日发者，有一日三五发者。"

中医学对痫证的病因病机有深入的认识。《内经》有癫痫发病是胎中受惊之说。《诸病源候论》认为：风、惊、食均可导致痫证发作。《普济方》提出："血滞心窍，邪气在心，积惊成痫。"《医学纲目》强调痰气逆乱是癫痫发作的首要原因。现代中医认为因顽痰内伏、暴受惊恐、惊风频发、颅脑外伤或先天脏腑虚损，导致机体功能失调，气机逆乱，痰涎内伏，或风阳妄动，流窜经络，或上蒙心窍，阻闭元神，是痫证发生的主要病因病机。其中风痰内动是痫证发病的关键原因。由于痫证发病时发时止，且有反复发作的特点，故易致阴阳气血亏损。所以在临床上，痫证常多见虚实夹杂、正虚邪实的情况。

痫证的治疗宜分标本虚实：频繁发作者以治标为主，着重豁痰顺气、息风定痫；发作间隔时间较长者，以治本为主，宜健脾化痰、柔肝缓急；癫痫持续状态可用中西药配合抢救；对于反复发作、单纯中药治疗效果欠佳者，可配合针灸、推拿等综合治疗。痫证在发作期，大体可分为"痰痫""风痫""惊痫"及"瘀血痫"四种证型。

我根据多年的实践经验，自拟"安神定痫丸"加减治疗痫证，收到显著的效果，现简单介绍于后。"安神定痫丸"由黄连、胆草、牛黄、青黛、天竺黄、胆南星、白附子、礞石、天麻、龙骨、牡蛎、全蝎、僵蚕、蜈蚣及沉香等药组成。方中黄连、胆草、青黛清泻郁火，以免火炼液成痰；牛黄、天竺黄、胆南星、白附子、礞石、僵蚕定惊搜风、清化积痰；天麻、全蝎、蜈蚣、龙牡平肝潜阳、息风止痉；用辛散行气之沉香，则取气行则痰消之意。综观全方，实有定惊息风止痉、凉心豁痰定痫的功效。若惊甚者，选加琥珀、远志、茯神、磁石；痰涌者，选加石菖蒲、竹茹、枳实；若兼瘀血者，可酌选三七、红花、丹参、赤芍之类。

【案例】

赵某，男，6 岁。初诊时间：1995 年 4 月 6 日

患儿 3 岁时无明显诱因突然仆倒，昏不知人，抽搐吐涎，二便失禁，尖叫。后经中西医治疗，病情未见明显好转。近 1 月夜卧不安，情绪烦躁，连日发作。查舌红苔黄腻、脉弦滑数。脉症相参，辨为"痰痫"。此乃痰浊内伏、风阳妄动、热助蕴痰、痰随火升、迷蒙心窍、扰乱元神而发为痫证。宜以镇痉息风、清肝定惊、涤痰开窍法治之。处方：

川连 6g　胆草 6g　胆星 10g　天竺黄 10g　牛黄 3g　礞石 15g　白附子 10g　青黛 10g　天麻 30g　龙骨 30g　牡蛎 30g　僵蚕 10g　全蝎 6g　蜈蚣 4g　连翘 10g　沉香 6g　滑石 30g　木通 10g　嘱服 6 剂。

二诊：痫证发作次数有所减少，情绪较前平静，夜寐已渐安宁，舌

红苔黄腻亦减轻。遂以前方去滑石、礞石，加竹茹 10g，车前草 30g，嘱服 10 剂。

三诊：痫证发作减为半月 1 次，症状明显减轻，入夜安卧，舌淡红，苔薄白。上方去连翘、牛黄、胆草、蜈蚣，加炒谷芽、炒麦芽各 30g，神曲 10g，嘱其常服勿停。半年后来诊，告之偶有发作，余皆正常。以三方化裁，加怀药、白蔻、杞子、枣皮、熟地，改汤为丸，连服 2 年，后随访得知一直未发，痫证告愈。

三十三、五软

五软是指头项软、口软、手软、足软、肌肉软。西医学中先天性遗传神经肌肉疾病、脑性瘫痪可出现五软。五软在宋代以前，多与五迟并论。经云："长大不行，行则脚软。"即具有迟缓和痿软之意。五软最早见于元代，曾士荣《活幼心书·五软》述道：五软乃降生之后，精髓不充，筋骨痿弱，肌肉虚瘦，神色晦暗，又为六淫所侵，护理不当，医者不审病因乱施方药，误害终身，致使头项手足身软，终身残疾。明代《婴童百问·二十六问》则提出五软的概念："头软、项软、手软、脚软、肌肉软是也。"遂沿用至今。嗣后，《保婴撮要》等书对五软论述日趋全面。我认为本病之因与先天胎禀不足和后天邪毒感染有关，病变以脾气损伤为主，日久则累及肝肾、气血。因此，对本病的辨证论治应从肝脾肾入手。

病因：主要来自先天，多由父母体质素虚，精血不足，或母孕期中，疾病缠绵，母腹之中的胎儿得不到滋养，以致胎元失养，先天禀赋不足，或因生后调护不当，造成后天失养，气血俱虚。

病机：

（1）脾肾两虚　脾为后天之本，主运化，主肌肉四肢，开窍于口。脾主运化，脾健则肌肉丰满，四肢健壮，灵活有力；肾主骨髓，通于脑，肾精充足，骨髓生化有源，骨骼得髓之滋养，则坚强有力。若先天胎禀不足，后天调摄失养，造成脾肾两虚，而化源不足，则形成五软。

（2）肝肾亏损　肝藏血主筋，肾藏精主骨，肝肾精血充足，筋骨得养，才能骨骼强健，运动灵活有力。若素禀不强，体质虚弱，疾病缠身，伤津耗液，导致肝肾亏损，筋骨失养，则头项、四肢痿软失用。

（3）气血两虚　脾为气血生化之源，若因疾病影响，调护不当，损伤脾胃，脾失健运，生化乏源，气血不荣四肢、口唇，则见手足软、口软，不养肌肉则肌肉软。

"五软"为小儿的一种虚弱病证。病初多见头项乏力、行立困难、口唇松软、肌软、喜卧等肝脾亏损症状；若失治误治则可导致肝肾两亏，症见项软不能立，肢软不能举，口软不能咀，肉萎失去弹性等；如病日久不愈，气血虚愈，肌肉枯萎，患儿神衰倦卧，食减形瘦，懒言无欲，脉弱息微，则为五软之危重征象。经云："损者益之，虚者补之。"故治疗小儿五软，应以补肾滋肝、益气养血为主，宜守法缓图调治。另用温经散寒行滞、活血消瘀通络之品洗浴，五软之疾可以逐渐治愈康复。

【病例】

（1）刘忠，男，4岁。初诊时间：2002年4月3日

患儿于2000年8月经某省级医院诊断为"轻度脑瘫"，后经多处治疗，病情未见明显好转。查头项软弱，四肢乏力，不能多走，咀嚼困难，心烦，夜寐不宁，舌瘦质红少苔，脉细数。病为先天不足，肝肾亏损，以"补肾地黄丸"加减，滋补肝肾，养阴培本。处方：

黄芪20g　生地10g　熟地15g　枣皮15g　怀药15g　枸杞15g　沙苑10g　鹿角霜15g　黄柏12g　丹皮9g　连翘9g　炒谷、麦芽各30g　6剂。

二诊：症状已有好转，能在大人扶助下走几步，夜晚入睡时间增加。上方稍加变化，继服6剂。处方：

黄芪20g　生、熟地各12g　枣皮15g　沙苑10g　怀药15g　枸杞15g　怀牛膝10g　杭巴戟10g　鹿角霜15g　黄柏10g　连翘6g　丹皮9g　炒谷麦芽各30g

三诊：抬头视物时间增长，能独立行走几步，入夜睡眠安宁。上方去生地、丹皮、连翘，加龙骨、牡蛎各15g。处方：

黄芪20g　熟地15g　枣皮15g　怀药15g　枸杞15g　怀牛膝10g　杭巴戟10g　沙苑10g　鹿角霜20g　龙骨、牡蛎各15g　炒谷麦芽各30g　6剂

四诊：上述症状继续减轻，遂以上方去龙、牡加千年健，嘱服10剂。处方：

黄芪20g　熟地15g　枣皮15g　怀药15g　枸杞15g　怀牛膝10g　杭巴戟10g　沙苑10g　鹿角霜30g　千年健10g　炒谷麦芽30g

（2）何敏，女，1岁。初诊时间：2000年6月14日

全身瘫软无力，头项四肢不能抬举，吮乳艰难，肌肉松软，面白神疲，舌质淡白，指纹略红。此乃脾肾亏损所致"五软"，以补肾健脾法治之。处方：

黄芪15g　潞党参12g　炒怀山12g　茯苓9g　苍术5g　炒扁豆12g　炒杜仲10g　补骨脂10g　菟丝子10g　当归6g　鹿角霜15g　白蔻10g　4剂

二诊：四肢偶尔能抬动几下，精神较前好转。以上方化裁，续服6剂。处方：

黄芪15g　潞党参12g　黄精10g　炒怀山12g　茯苓10g　苍术5g　补骨脂10g　菟丝子10g　炒杜仲10g　熟地10g　枣皮10g　鹿角霜15g　白蔻10g

三诊：能站立行走几步，头项四肢抬举次数增加，精神转佳，上方加减服10剂。处方：

黄芪15g　潞党参12g　炒怀山12g　苍术5g　茯苓10g　黄精10g

熟地 12g　枣皮 10g　菟丝子 10g　补骨脂 10g　鹿角霜 20g　当归 6g
沙苑 10g　白蔻 10g

另配以温经散寒、活血通络之中药煎水外洗。处方：

麻黄 30g　桂枝 30g　川芎 30g　白术 9g　川红花 6g　赤芍 15g　陈
艾 15g　石菖蒲 15g　葱白 30g

按： 上述 2 例"五软"案例，前者重在肝肾亏损，治以滋补肝肾为主；后者重在脾肾两虚，治以补脾益肾为先。然"五软"一证，为儿科虚损疑难重症，虽治法有所不同，但治疗原则应以补益为主，且病程较长，非得效于一时之快，故临床上宜遵法缓图，以求根本痊愈。

其次，禀赋不足，先天虚损，为"五软"的重要发病原因之一，但后天失养，亦可导致先天愈加亏损。所以在治疗"五软"之时，应重视顾护中州生升之气，使脾胃气血源泉不绝，肝肾精血得以充盈，逐渐使患儿恢复，最后达到四肢有力、头项灵活、肌肉丰满、腰膝健壮的临床治愈标准。

下篇｜临证备要

一、2 种简便有效的中药外治法

中药外治法在中医学中占有重要地位，在临床上广泛地运用于内、妇、儿、外、骨伤、皮肤、五官与肛肠等各科。远在《黄帝内经》中，就有了外治法的明确记载。如《素问·至真要大论》云："寒者热之，热者寒之……摩之、浴之，薄之、劫之，开之、发之，适事为故。"其中"摩之、浴之"就是指按摩、药物浸洗和药浴等外治方法。又如《素问·阴阳应象大论》云："其有邪者，渍形以为汗，其在皮者，汗而发之。""血实宜决之。"就是说，对于某些疾病，可以采用中药熏洗形体的办法，达到发汗解表、祛邪除病的目的；对于血分实热的病证，可以采用刺血的方法来进行治疗。清代医家吴师机对中药的内治法与外治法进行了比较，并对中药外治法的优越性给予充分肯定。他在所著《理瀹骈文》中说："外治之理，即内治之理；外治之药，即内治之药。所异者，法耳。"吴氏强调，中药外治法的原理和内治法的原理是一致的。中药外治法所用的药物和内治法所用的药物也有类似之处，外治法和内治法的最大区别，是用药方法与给药途径的不同。外治法不仅用途广泛，疗效确切，而且还有独特之处。如对一些因种种原因不能服药的病人，尤其是对不肯或不能配合内治法治疗的婴幼儿，适当运用外治法，常可收到良好的疗效。我在 60 多年的临床实践中，特别注重内外兼治，并总结出几种简便易行、效果突出的外治方法。以下介绍两种比较常用的中药外治法：中药外洗法和中药熨敷法。

（一）中药外洗法

（1）中药外洗法在儿科临床上比较常用，尤其是对小儿外感风寒，发烧无汗、舌苔薄白、脉象浮紧、哭闹不肯服药者，可以使用自拟温

巴蜀名医遗珍系列丛书

经消液汤让患儿坐浴，为之熏洗，以温经散寒，发汗解表，从而治愈疾病。

方药：

紫苏 30g　荆芥 30g　麻黄 30g　川芎 15g　羌活 15g　陈艾 30g　桂枝 30g　石菖蒲 30g　细辛 5g

以上 9 味，用水适量，微火煎煮半小时，煎毕去渣，待温度适宜时，用药汤为小儿洗浴，洗后注意避风保温，每日 3 ～ 4 次。

（2）若患儿湿热内蕴，遍体发疹，奇痒难忍，苔黄腻，脉滑数，病及气血营卫者，则使用自拟解毒退疹汤来洗浴。

方药：

黄连 9g　黄柏 30g　苦参 60g　苦丁茶 60g　大青叶 30g　地肤子 30g　寒水石 300g

以上 7 味，加水适量，煎煮半小时，去渣取汤，待温度适宜时，用药汤洗浴，每日 3 ～ 4 次。

（二）中药熨敷法

中药熨敷法，自古即有之。司马迁《史记·扁鹊仓公列传》中就有扁鹊使用熨帖法治疗虢太子"尸厥"的记载。对熨帖法若使用得当，其效如神。在儿科疾病中，常常用于风邪外袭，寒凝经脉，从而引起腹痛、"走肾"（疝气）等多种病证的治疗。方药使用自拟温经消液散。

方药：

吴茱萸 30g　小茴香 30g　石菖蒲 30g　陈皮 15g　陈艾 30g　上官桂 15g

用法：

（1）以上 6 味，共研为细末，加水煎煮 40 分钟，泡洗少腹两侧及阴囊。每日 2 次，1 剂使用 2 天。药渣用棉布包裹，压于患儿疝气部位，坚持至其消散。此法适用于水疝。每次半小时，使药热力透达，5 日为 1 疗程，以愈为度。

（2）上药仅取前两味，炒热，用棉布包裹，轻熨患儿小腹及少腹两侧，直至患儿睾丸落入阴囊。此法适用于寒疝。

【案例】

（1）肖某，女，3 岁。家住成都芷泉街 1995 年 6 月 2 日初诊

发烧 4 日，入夜体温高达 40℃，虽输液及服西药，体温仍居高不下。患儿身热无汗，烦哭，苔白薄较润，指纹浮红。证属外感风寒，郁而发热。当以辛温发散之法宣解外邪。处方采用自拟温经消液汤加减：

紫苏 30g　荆芥 30g　麻黄 30g　川芎 15g　羌活 15g　陈艾 30g
石菖蒲 30g

嘱其药煎半小时，用药水洗浴，每日 3 ～ 4 次，洗后避风。

次日患儿复诊，体温已降至正常，后略事调理而获痊愈。

（2）刘某，女，34 岁。家住乐至县城关镇 1995 年 3 月 19 日初诊

四肢及背部冷强痛，入夜尤甚，舌淡，苔白滑，脉缓。此为寒湿客于肌肤，流注关节，气血闭塞而致。治宜散寒除湿，活血通络。处方采用温经消液汤：

紫苏 30g　荆芥 30g　桂枝 30g　川芎 30g　细辛 15g　羌活 30g
麻黄 30g　陈艾 30g　石菖蒲 30g

1995 年 3 月 23 日病人复诊，自述洗浴后顿感全身有热气流通，疼痛逐渐减轻，日间已基本不痛。嘱以上方续洗，以收全功。

（3）赵某，男，5 岁。家住成都 ×× 厂宿舍 1995 年 4 月 4 日初诊

患儿因"走肾"时时疼痛，啼哭不止，舌淡紫，苔白滑，脉弦紧。

此乃寒邪客于下焦，厥阴肝经失荣，所谓"寒邪入经而稽迟，泣而不行……故卒然而痛"。投以温经散寒、通络行气止痛之剂。处方用自拟温经消液散：

吴茱萸 30g　小茴香 30g　桂枝 30g　川芎 30g　上官桂 30g

煎熬 40 分钟，每日熨敷患部 4～6 次，每次 30 分钟，连续熨敷 5 天，其病遂愈。

（4）李某，男，14 岁。家住成都

初诊：患者皮肤遍发湿疹，疹红肤灼，奇痒难忍，搔后皮肤湿润；苔黄腻而厚，脉滑数。此乃湿热内蕴，侵及血分，流于肌肤而发。所谓"有诸内必形诸外"是也。治以清热除湿，凉血解毒。中药外洗，处方采用自拟解毒退疹汤：

黄连 9g　黄柏 30g　苦参 60g　苦丁茶 60g　大青叶 30g　地肤子 30g　寒水石 300g

按：例 1 患儿为外感风寒之邪，邪气在表，急当宣散，即《内经》所谓"其在皮者，汗而发之"。外洗之药，皆辛温发散之品。"治寒以热"，洗浴肌肤，则腠理开、肺气畅、营卫和、血脉通，故能透邪外达，洗浴而愈。例 2 为风寒湿邪侵袭肌肉关节而致。所谓"风寒湿三气杂至，合而为痹"。痹者，闭塞不通，不通则痛也。所用之药，皆祛风散寒除湿、活血通络止痛之品，药证相符，故能取效。例 3 为小儿杂证"走肾"（疝气），究其所以，实乃寒邪客于厥阴肝经，引及睾丸所致。以温经散寒降逆，活血行气止痛之药熨敷，此诚《医学心悟》所云"温者，温其中也。脏受寒侵，必用温剂"之义也。药中病机，其病自愈。例 4 为皮肤湿疹，究其病因病机，乃内蕴湿热之邪自血分而发于肌肤，故用清热解毒除湿之药以除病根，辅以苦降凉血之品而泄血热，标本兼治，是治外即治内也。

二、3种最拿手的小儿推拿法

推拿古称按摩，是一种特殊的非药物疗法，已有数千年的发展史，具有调节各种生理功能、使气机通畅、增强身体的抵抗力、舒经活血、通利关节等疗效。根据不同疾病的需要，运用不同的手法进行先轻后重、由上到下的推拿是其主要方法。

常用手法有推、揉、按、摩、运、捏、掐、分筋等8种，以单手或双手在相应部位上进行不同的手法操作。或泻，或补，或清补兼用，达到去滞开结、扶正祛邪的目的。操作时，必须手法稳定，穴位准确，才能达到治疗效果。

以下举例说明我在临床上最为常用的部分手法。

（一）脾胃病的推拿法

临床常见小儿过食伤脾，致使脘腹胀滞、食欲不振，甚至厌食，心烦易怒，夜卧不安，矢气，甚则泻下腥臭物，偶见呕吐，以服药和推拿共用可获良效。

手法：

（1）令患儿仰卧、俯卧于床或平坐于父母亲属之双腿上。

（2）医者凝神聚气于指掌，用单侧或双侧手掌根，主要以鱼际肌着力。

（3）由上而下推揉患儿腹部之膻中、上脘、中脘、建里、下脘等穴，连续29～49次，以消积导滞，调畅气机，除烦安神。

（4）由上而下推按患儿背部之膈俞、膈关、脾俞、意舍、胃俞、胃仓、三焦俞等穴，连续49～64次，以通经活络，调和气血，健脾强胃。

巴蜀名医遗珍系列丛书

（二）直推前臂法

直推前臂法是医者用左手托住患儿之手腕，以右拇指或食指、中指并用，在所选之穴位上直线推动，根据患儿疾病之辨证、年龄之大小、体质之强弱，适度推按，不宜过猛，以达到治疗目的为准。

（1）补法：向心为补。如"推三关"，由腕部至肘部向上推其前臂桡侧边缘一直线，能温阳补气。主治小儿脾胃虚弱、厌食、疳积、体虚外感无汗等证。

（2）泻法：离心为泻。如"推六腑"，由肘部至腕部向下推其前臂尺侧边缘一直线，能泻热解毒。主治小儿高热惊厥、痄腮、鹅口疮、便秘等。

（三）常用按掐法

按掐法是医者拇指在一定的穴位上逐渐向下用力按压，必要时以指尖或指甲重刺穴位。根据穴位的不同、手法的轻重而治疗不同的疾病。

例如：按掐双合谷穴、劳宫穴治疗高热惊厥；按掐中指横纹以除小儿心烦、夜卧不安；按掐无名指横纹以治鼻衄；按掐人中、百会穴以治疗昏厥、惊风；按掐涌泉穴以治烦热、鼻衄、尿血等。

附一：常用推拿穴位及功用

（1）膻中：前胸正中线与两乳头连线交点。

主治：胸闷、呃逆、噎膈。

（2）上脘：腹正中线脐上5寸。

主治：胃痛、腹胀、呕吐。

（3）中脘：腹正中线脐上4寸。

主治：消化不良、肠鸣腹胀、呕吐腹泻。

（4）建里：腹正中线脐上3寸。

主治：食欲不振、水肿腹胀、肠鸣腹泻。

（5）下脘：腹正中线脐上2寸。

主治：腹胀腹泻、消化不良。

（6）膈俞：第七胸椎棘突下旁开1.5寸。

主治：饮食不下、呕吐、呃逆、噎膈。

（7）膈关：第七胸椎棘突下旁开3寸。

主治：饮食不下、呃逆、呕吐、嗳气。

（8）脾俞：第十一胸椎棘突下旁开1.5寸。

主治：胃脘痛、纳呆、水肿、腹胀、黄疸。

（9）意舍：第十一胸椎棘突下旁开3寸。

主治：腹胀、肠鸣、呕吐、泄泻、饮食不下。

（10）胃俞：第十二胸椎棘突下旁开1.5寸。

主治：胁痛、纳呆、腹胀、肠鸣、腹泻。

（11）胃仓：第十二胸椎棘突下旁开3寸。

主治：腹胀、胃脘痛、脊背痛、小儿食积。

（12）三关：前臂桡侧缘，阳池至曲池成一直线。

巴蜀名医遗珍系列丛书

主治：脾虚、纳差、厌食、疳积、外感恶寒无汗。

（13）六腑：前臂尺侧，阴池至肘成一直线。

主治：高热惊厥、痄腮、便秘、口疮等。虚证忌用。

（14）合谷：手背第一、二掌骨之间，约为第二掌骨桡侧中点处。

主治：发热、惊厥、头痛、牙痛、面瘫。

（15）四横纹：掌面食指、中指、无名指、小指第一指间关节横纹处。

主治：消化不良、心烦不安、气血不和、腹胀腹痛。

（16）人中：人中沟正中线上 1/3 与下 2/3 交界处。

主治：昏厥、惊风、抽搐、唇动。

（17）百会：头顶正中线与两耳尖连线交点。

主治：头痛、惊风、昏厥、惊痫、目眩。

（18）涌泉：脚底心凹陷内，在脚底前 1/3 与后 2/3 交界横纹正中处。

主治：高血压、眩晕、鼻衄、高热、偏头痛。

附二：小儿推拿穴位简图

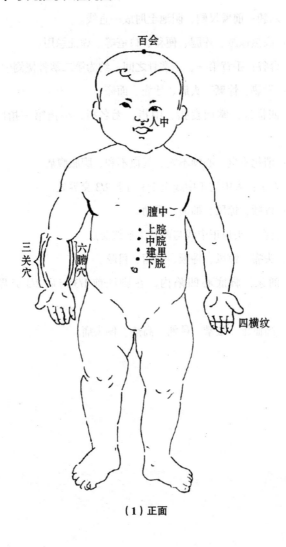

（1）正面

巴蜀名医遗珍系列丛书

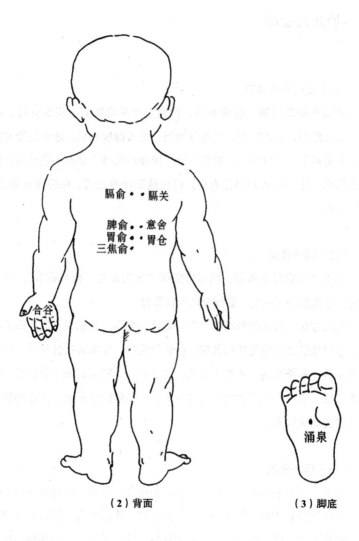

膈俞··膈关

脾俞··意舍
胃俞···胃仓
三焦俞·

合谷

涌泉

（2）背面　　　（3）脚底

三、护儿六要诀

（一）皮肤护理要诀

婴幼儿皮肤娇嫩，腠理不固，护理失当易患疾病。皮肤宜每日洗浴，去污除垢，开泄腠理，使血脉畅通，则可健康成长。尿布应经常换洗，否则易引起皮肤感染，发生湿疹、尿布皮炎等。穿衣不宜过暖，最好用棉布、柔软的布料制作衣裤，以便透发汗浊之气，保持皮肤清润，真气相滋。

（二）哺乳要诀

初生之儿宜母乳喂养，同时应强调"乳贵有时，食贵有节"。稍有疏忽，易招致肠胃病变，影响今后生长发育。

喂乳方法，古人强调哺喂之先，宜拭口去毒，待胎粪下后，即可哺乳。乳母哺乳之前应先按摩乳房，使乳汁流畅，并先将宿乳挤出，以免宿乳不洁，相染疾病，或难于消化，或成呕逆；喂乳时间不宜过长，饱而不过度，乳后在婴儿背部轻拍 3 ～ 6 次，然后轻放平卧。注意奶瓶清洁，以防病从口入。

（三）睡卧要诀

枕不宜高，拳高为宜；质地宜软，如棉花、芦花、绿豆衣等皆可作枕。卧处光线宜柔和，禁止噪音，行走宜轻，说话声音宜低，空气宜流通，电扇不宜直吹，保持安静舒适的环境，使幼儿气血不受外界不良影响而生长旺盛。

巴蜀名医遗珍系列丛书

睡卧姿势宜侧卧，左右交换，头脚交换，不宜仰卧，更不宜俯卧。婴幼儿睡卧之时，母亲的呼吸气息不能对准小儿之口以及鼻、眼、头部等，避免造成风疾之患，甚至闭阻小儿气道。

小儿头顶部不宜放置玩具，避免眼目固定，造成直视、斜视、双目对视等。

（四）小儿体位要诀

初生之儿百日之内，不宜竖抱，因小儿形气娇嫩，骨骼柔软，竖抱可引起头倾、头软、脊柱侧偏等。半岁前不宜独坐，免生龟背伛偻之患。

（五）衣物晒晾要诀

小儿之衣裤洗后不可夜露，免遭污秽之物污染，或夜鸟羽毛落于衣裤发生过敏性皮炎，或引起其他皮肤病。已经夜露者，可用酒精或醋进行消毒杀菌处理。

（六）养子要诀

（1）背要暖、肚要热。背为肾所主，背暖则肾源不绝；肚为脾胃所主，肚热则脾胃升降传输正常，气血生化不断。

（2）脚要暖、头要凉。头者人之高巅之处，唯风可及，热则邪热上犯，自上而下，自外向内，外邪深入，传变他疾，故宜凉不宜热。脚暖则气血条达，运行无阻。

（3）心胸不受热。心胸热积则高热烦渴，心烦不眠，或饮食积滞，睡卧不安，或阳明腑实，大便坚硬，或肺热喘咳等。

（4）勿见怪物、勿闻异声。小儿肝常不足，心脑发育不全，神气怯弱。怪物异声，易使惊惕，夜卧惊叫甚至抽搐。

（5）脾胃宜温。不可食生冷瓜果，寒则伤阳，脾阳不振，易生他疾。

（6）食不宜哭。啼哭未定之时，不可强给饮食杂食，免生呕吐之疾，还易影响消化吸收。

（7）勿乱投药物。小儿患病，发病容易，传变迅速，易寒易热，易虚易实，药之不慎，即可扰乱气息，破坏阴阳平衡，为阴阳的调节造成困难。

（8）勤于洗澡。以除污去垢，条达气血。

（9）勿与有病之人吻抱。有病之人，可经气息、喷嚏、涎沫等传染疾病，吻抱亦可将病者身上之病邪传给小儿。小儿者，脏腑娇嫩，气血初旺，正不压邪，极易患病，故不宜接触有病之人。

（10）勤换衣服被枕。

（11）调护饮食。多吃热，少食冷；多吃饭，少食杂；多吃咸，少食甜。